reinhardt

Reinhardts Gerontologische Reihe

Band 59

Ruth Wetzel

Was mit Demenz noch alles geht

Personzentrierte Aktivierung Schritt für Schritt

Mit 29 Abbildungen, 39 Tabellen und Online-Arbeitsblättern

2., aktualisierte Auflage

Ernst Reinhardt Verlag München

Ruth Wetzel, Balzheim, Krankenschwester, Altentherapeutin, Gerontopsychiatrische Fachkraft, Gedächtnistrainerin, Referentin für Generationen- und Altenarbeit ist freiberuflich tätig als Dozentin und Referentin mit dem Schwerpunkt Demenz in Weiter- und Fortbildungen.

Bibliografische Information der Deutschen Nationalbibliothek

Die Deutsche Nationalbibliothek verzeichnet diese Publikation in der Deutschen Nationalbibliografie; detaillierte bibliografische Daten sind im Internet über <http://dnb.d-nb.de> abrufbar.

ISBN 978-3-497-03063-7 (Print)
ISBN 978-3-497-61949-8 (PDF-E-Book)
ISBN 978-3-497-61950-4 (EPUB)
ISSN 0939-558X

2., aktualisierte Auflage

Printed in EU
Covermotiv: © iStock.com/romrodinka (Frau mit Gießkanne)/Nikada (Bilderrahmen)/marlenka (kleines Schwarz-Weiß-Foto). Agenturfotos. Mit Model gestellt
Satz: Sabine Ufer, Verlagsherstellung, Leipzig

Ernst Reinhardt Verlag, Kemnatenstr. 46, D-80639 München
Net: www.reinhardt-verlag.de E-Mail: info@reinhardt-verlag.de

Inhalt

Die Online-Arbeitsblätter zum Buch können Sie auf der Homepage des Ernst Reinhardt Verlags unter https://www.reinhardt-verlag.de herunterladen. Auf der Homepage geben Sie den Buchtitel oder die ISBN in der Suchleiste ein. Hier finden Sie die Online-Arbeitsblätter unter den Produktanhängen.

Vorwort

„Und was tun wir jetzt…?“ Dieser Satz hat mich in meiner Arbeit als Altentherapeutin in einem integrativen Pflegeheim vor einigen Jahren wachgerüttelt und neugierig gemacht. Warum, fragen Sie sich bestimmt. Darüber möchte ich Ihnen gerne berichten.

Eine attraktive und gebildete Bewohnerin, die einen Doktortitel der Physik trug, war an einer mittlerweile fortgeschrittenen Demenz erkrankt. Ihre Tochter war sehr überrascht, dass eine so gebildete Person an dieser Alzheimer-Demenz erkrankt. Sie pflegte trotz der Demenz weiterhin eine gute Beziehung zu ihrer Mutter. Die Mobilität der Mutter war bereits sehr eingeschränkt. Vom Rollstuhl aus konnte sie aber ihre wichtigen sozialen Kontakte erfahren und ihre Neugier stillen.

Im Kontakt mit dem Personal, mit mir, stellte sie immer wieder die Frage: „Und was tun wir jetzt?“ Ich antwortete angepasst an die Tagessituation, langsam, deutlich und in Blickkontakt mit ihr. Dabei hatte ich den Eindruck, dass sie mich verstand. Ein paar Minuten später erklang aber die gleiche Frage wieder, und das konnte sich immer öfter wiederholen. Es war klar: Ihr Denkvermögen war eingeschränkt. Dieses dauernde Fragen kann einen mächtig herausfordern! Insbesondere, wenn man die Krankheit Demenz mit all ihren Eigenheiten nicht kennt.

Aus der Biografie wusste ich, dass die Bewohnerin als promovierte Physikerin viele Jahre in Paris und in Prag gearbeitet hatte. Ihre Tochter erzählte mir immer wieder, dass sie viele Fremdsprachen wie Französisch, Englisch, Tschechisch fließend sprechen konnte. Und jetzt stellte sie immer wieder dieselbe Frage. Dieses Verhalten traf die Tochter schon sehr.

Eines Tages kamen vier Gymnasialschülerinnen zu einem einwöchigen sozialen Praktikum zu mir. Ich erfuhr in unserer Kennenlernrunde, dass zwei von ihnen Französisch als zweite Fremdsprache gewählt hatten. Die Schülerinnen erlebten natürlich auch die Situation mit der Frau Doktor und fragten mich, warum sie immer wieder dasselbe sagte. Ich erklärte ihnen die Erkrankung mit ihren Phasen und fortschreitenden Symptomen. Während dieses Gesprächs kam mir eine zündende Idee.

Nach Absprache mit den zwei Schülerinnen, die Französisch lernten, besuchten wir Frau Doktor am nächsten Tag gemeinsam. Ich hatte die beiden

Schülerinnen gebeten, sie auf Französisch zu begrüßen, sich so vorzustellen und ein Gespräch zu führen. Kaum erklang „Bonjour“, reichte die Bewohnerin den Schülerinnen ihre Hand zur Begrüßung. So wie ich es beobachtete – ich verstehe leider kein französisch – entstand eine angenehme Atmosphäre. Das Gespräch wurde stark von der Frau Doktor geprägt, sie fühlte sich verstanden und wirkte sehr zufrieden.

Was war denn da passiert? Die beiden Schülerinnen erzählten mir nach dem Besuch mit Begeisterung, was sie alles von der Bewohnerin erfahren hatten – natürlich auf Französisch: dass sie in Paris gearbeitet habe und Paris liebe. Es sei eine wunderbare Stadt mit vielen schönen Sehenswürdigkeiten. Das Schönste, was Frau Doktor erzählte – und worüber die Schülerinnen auch schmunzeln mussten – war, dass sie von den hübschen „Franzosen“ schwärmte.

Eine Schülerin meinte: „Sie kann ja besser Französisch als ich“. Ja, das kann natürlich sein! Denn in diesem Moment hatten die beiden Schülerinnen eine wichtige Tür geöffnet und ihre sprachliche Ressource geweckt. Die Frage „Und was tun wir jetzt?“ war ausgeschaltet, da die Frau Doktor in **ihrer Zeit** in Paris leben durfte.

Wenn eine ehemalige Nachbarin – die in Tschechien geboren war – die Dame besuchte, war der Kontakt über die tschechische Sprache gewährleistet. Auch hier konnte man ein wunderbares soziales Miteinander erleben. Beide lachten viel und zeigten sichtbare Freude.

Diese Erfahrung öffnete die Tür zu meiner Neugier und weckten mein Interesse, mich mit dem Krankheitsbild „Demenz“ intensiver zu befassen. Dies habe ich durch eigene Weiterbildung, einige Projekte und meine derzeitige freiberufliche Tätigkeit in der Bildungsarbeit mit ihren Aus,- Fort,- und Weiterbildungen erarbeiten dürfen.

Was geschieht in dem Menschen? Was berührt ihn? Was bewegt ihn? Es ist mir deutlich geworden – und der Trigger war die beschriebene Erfahrung mit der Frau Doktor – dass ihre dauernde Frage „Und was tun wir jetzt?“ auf die vielen Möglichkeiten hinwies, mit den Menschen mit Demenz etwas zu tun.

Ich wünsche Ihnen beim Lesen und Durcharbeiten dieses Buches viele Augenblicke des Verstehens! Bleiben Sie neugierig!

Balzheim, Juli 2021 Ruth Wetzel

Einleitung

Demenz ist eine Krankheit, die jeden treffen kann. Wir werden mit diesem Thema in unserem privaten und beruflichen Umfeld häufiger und intensiver konfrontiert. Dank der medizinischen Weiterentwicklung und unserer Lebensweise werden wir immer älter; das freut uns sehr. Statistiken zeigen aber, dass Alterserkrankungen sowie Demenz deutlich ansteigen.

„Im Jahr 2021 wurden deutschlandweit rund 1,7 Millionen Demenzkranke über 65 Jahre gezählt. Davon waren rund zwei Drittel weiblich. Frauen haben nicht nur aufgrund einer höheren Lebenserwartung eine größere Wahrscheinlichkeit, an Demenz zu erkranken. Eine zentrale Rolle fällt hierbei den weiblichen Sexualhormonen zu, insbesondere den Östrogenen“ (https://de.statista.com/statistik/daten/studie/246028/umfrage/anzahl-der-demenzkranken-in-deutschland-nach-alter-und-geschlecht/, 10.06.2024).

Jedes Jahr werden deutschlandweit rund 430.000 Demenz-Neuerkrankungen gezählt: Infolge des demografischen Wandels nimmt die Anzahl der Betroffenen weiter zu. Gelingt kein Durchbruch der Prävention oder Therapie, könnten nach aktuellen Schätzungen in Deutschland im Jahr 2050 bis zu 2,8 Millionen Menschen im Alter 65+ erkrankt sein.

Eine Demenz kann in jeder Altersgruppe auftreten, besonders häufig ist sie aber im höheren Alter. Nach Hochrechnungen der WHO werden im Jahr 2050 weltweit 139 Millionen Menschen mit Demenz leben (Deutsche Alzheimer Gesellschaft 2022).

Welches Schicksal mag uns treffen? Könnte es auch Demenz sein? Dieses Krankheitsbild fordert alle, die mit dem betroffenen Menschen zu tun haben.

Doch wie fühlt ein Mensch mit Demenz? Wie können wir mit ihm umgehen? Wie lässt sich die gemeinsame Situation erleichtern?

In diesem Buch möchte ich, ganz wie der Titel „Was mit Demenz so alles geht“ ankündigt, Ihnen „Handwerkszeug“ mit auf den Weg geben.

Einige Schwerpunkte liegen mir in diesem Buch besonders am Herzen: Wenn ich verstehe, wie sich ein Mensch mit Demenz fühlt, kann ich mit zahlreichen methodischen und alltagsorientierten Aktivierungen diesen Menschen in „seiner Welt“ begleiten. Außerdem habe ich das Wohngruppenkonzept aufgegriffen, denn diese Wohn- und Lebensform wird die Zukunft prägen. Dort wird man gemeinsam mit anderen – wie in einer „Großfamilie" – als demenziell betroffener Mensch den Alltag erleben.

Durch meine jahrelange therapeutische Erfahrung in der Altenpflege, Gerontopsychiatrie und Bildungsarbeit gebe ich Ihnen anhand von Fallbeispielen eine „Gebrauchsanweisung" an die Hand. Diese Vorgehensweise können Sie dann für jede Person nutzen und personzentriert erarbeiten.

Im letzten Kapitel greife ich noch die Kooperationsarbeit zu diesem Thema auf. Denn die Unterstützung durch zahlreiche Institutionen erweitert den Horizont in unserer Gesellschaft nach dem Motto: Wir müssen lernen, mit Demenz zu leben!

1 Aktivierung im Alter

BEISPIEL

Frau Zimmer, 99 Jahre alt, sitzt daheim in ihrem Ohrensessel; ihre Füße liegen bequem auf einem bunt gepolsterten Hocker. Es ist Montag, 9.30 Uhr – eigentlich ein gewohnter Arbeitstag für eine Hausfrau, Mutter und Großmutter. Die zeitliche Orientierung bietet ihre Armbanduhr. Das Anlegen dieser Uhr ist am Morgen Pflicht. Das selbständige Richten der Mahlzeiten kann sie nicht mehr übernehmen. Sie lebt bei ihrer Tochter im Haus, die diese Unterstützung liebevoll übernimmt.
8.00 Uhr ist Frau Zimmers gewohnte Frühstückszeit. Kommt das Frühstück einmal nicht pünktlich, ruft Frau Zimmer ihre Tochter oder klopft mit ihrem Gehstock auf den Fußboden.
Das Problem ist, sie sitzt und sitzt und sitzt. Die Kontinenz der Blase aktiviert sie noch zum selbständigen Toilettengang. Aber was ist dann? Sie sitzt wieder, nickt vielleicht ein. Sie kann ihren Alltag nicht mehr selbst gestalten; sie sitzt tagein, tagaus.
Wenn ihre Tochter nicht gewohnte Reize setzen würde im geistigen, physischen und sozialen Bereich, würde Frau Zimmer langfristig verkümmern, was unterschiedliche Probleme nach sich zöge. Sie leidet altersbedingt an arthritischer Schmerzproblematik, insbesondere in den Hüftgelenken, einem Altersdiabetes und einer Alzheimer-Demenz im mittleren Stadium. Sie ist zeitlich, örtlich und zur Person orientiert, aber die Alltagskompetenz ist eingeschränkt.

In diesem Fallbeispiel spürt man deutlich: „Das ist nicht die Normalität!" Aber was heißt Normalität? Erwin Böhm (2012) nutzt in seinem psychobiografischen Pflegemodell den Begriff des Normalitätsprinzips. Er beschreibt es so, dass jeder Mensch durch seine Herkunft, Sozialisation, Kultur und Erfahrungen eine eigene Lebensform entwickelt hat. Diese ergibt sein Bild eines normalen Verhaltens und Handelns.

Wer sich mit dem Thema intensiver beschäftigen möchte, dem empfehle ich das Buch: „Verwirrt nicht die Verwirrten – neue Ansätze geriatrischer Krankenpflege" von Erwin Böhm.

Zu den persönlichen Lebensformen eines Menschen zählen z. B.,

- worin er den Sinn des Lebens sieht,
- womit er sich beschäftigt,
- welche sozialen Kontakte er pflegt,
- wie er sich kleidet,
- wie und was er isst,
- usw.

Ist dies nun aufgrund physischer, psychischer und sozialer Einschränkungen durch unterschiedliche Ursachen nicht mehr selbständig möglich, können Defizite entstehen, die im Alter die Lebensqualität stark einschränken. Um dieser Entwicklung entgegenzuwirken, wird die Unterstützung bei den gewohnten Lebensformen eines alten Menschen sehr wichtig. Das erkennt man auch deutlich im Beispiel von Frau Zimmer: Würde die Tochter ihr nicht jeden Morgen die Armbanduhr anlegen, könnte Frau Zimmer ihren normalen gewohnten Alltag nicht „aktiv" erleben.

Warum und in welchen Situationen Menschen, insbesondere alte Menschen, Aktivierung brauchen, möchte ich Ihnen in den nächsten Kapiteln verdeutlichen.

1.1 Was verstehen wir unter Aktivierung und Motivation?

DEFINITION

Aktivierung geht auf das Adjektiv *aktiv* (lateinisch: activus „tätig, wirksam") zurück. Unter Aktivierung versteht man allgemein ein *In-Tätigkeit-setzen*, ein *In-Gang-bringen*. Aktivität und Beschäftigung sind menschliche Grundbedürfnisse.

Der Mensch bewegt sich in seinem ganzen Leben immer zwischen

- Aktivität und Passivität,
- Anspannung und Entspannung,
- Tun und Lassen.

Für das körperliche und seelische Wohlbefinden ist ein Gleichgewicht zwischen diesen Polen sehr wichtig. Kommt aus irgendeinem Grunde ein Ungleichgewicht zustande, spürt das jeder Mensch anders. Er kann sich unwohl, unausgeglichen, angespannt, unzufrieden, missmutig, zornig oder ängstlich fühlen – was bis hin zur depressiven Verstimmung und / oder Depression führen kann

Um einem Ungleichgewicht entgegenzuwirken, hat jeder gesunde Mensch die Möglichkeit, über die **Motivation** wieder ein Gleichgewicht herzustellen.

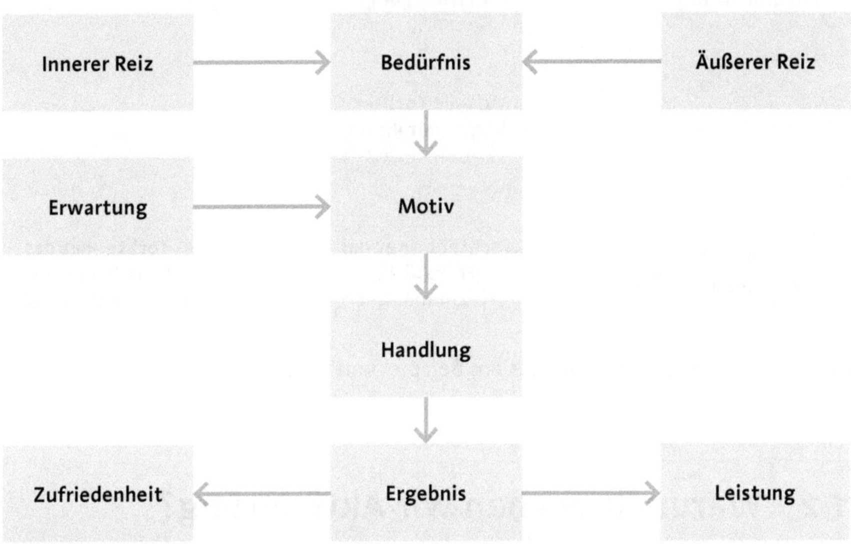

Abb. 1.1: Der Prozess der Motivation

Motivation kann durch Instinkte, Bedürfnisse, innere und äußere Reize und die persönlichen Erwartungen positiv aktiviert werden. Ein kranker Mensch aber braucht Unterstützung durch einen anderen Menschen, der das Ungleichgewicht erkennt und diesem durch Aktivierung entgegenwirkt.

Am Bedürfnis von Frau Zimmer, „pünktlich zu frühstücken“, lässt sich der Motivationsprozess gut darstellen.

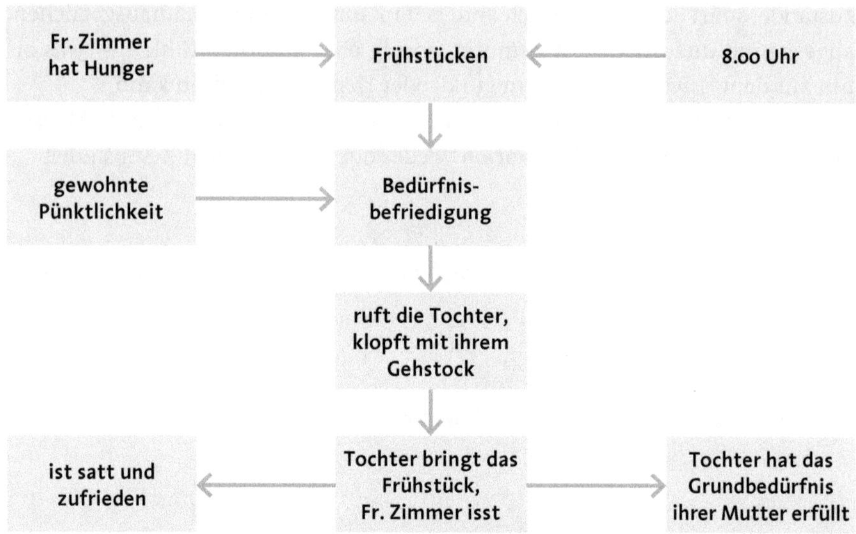

Abb. 1.2: Der Motivationsprozess am Beispiel von Frau Zimmer

1.2 Warum brauchen wir Aktivierung?

In seiner Hierarchie menschlicher Bedürfnisse (Abb. 1.3) nannte der Psychologe Abraham Maslow die unteren vier Stufen essenzielle oder Defizitbedürfnisse. Ihre Erfüllung ist für ein gesundes Leben in jedem Alter notwendig und wichtig.

Unsere Bedürfnisse haben wichtige Eigenschaften:

- sie variieren je nach Lebensalter, Herkunft (Stadt oder Land) und Kultur,
- sie sind größtenteils universell, d.h. alle Menschen brauchen die Erfüllung ihrer Grundbedürfnisse,
- sie sind formbar, z.B. durch Werbung,
- und sie sind Energiequellen für unsere Handlungen.

In unserer Gesellschaft ist für jeden Einzelnen sehr wichtig, die größtmögliche Selbständigkeit zu erhalten. Die Freizeit nach seinen Vorstellungen zu verbringen, den Aufenthaltsort zu wählen oder den Personenkreis, mit dem ich in Kontakt treten möchte, ist eine individuelle freie Entscheidung.

Das ändert sich, wenn ein Mensch durch geistige und/oder körperliche Defizite – durch ambulante, teilstationäre oder stationäre Pflege – von anderen abhängig ist.

Wachstums-
bedürfnisse
Defizitbedürfnisse
Selbst-
verwirklichung
ICH Bedürfnisse
Anerkennung/Geltung
Soziale Bedürfnisse
Freundschaft, Liebe, Gruppenzugehörigkeit
Sicherheitsbedürfnisse
Materielle und berufliche Sicherheit (Wohnen, Arbeit)
Grundbedürfnisse
Essen, Trinken, Schlafen

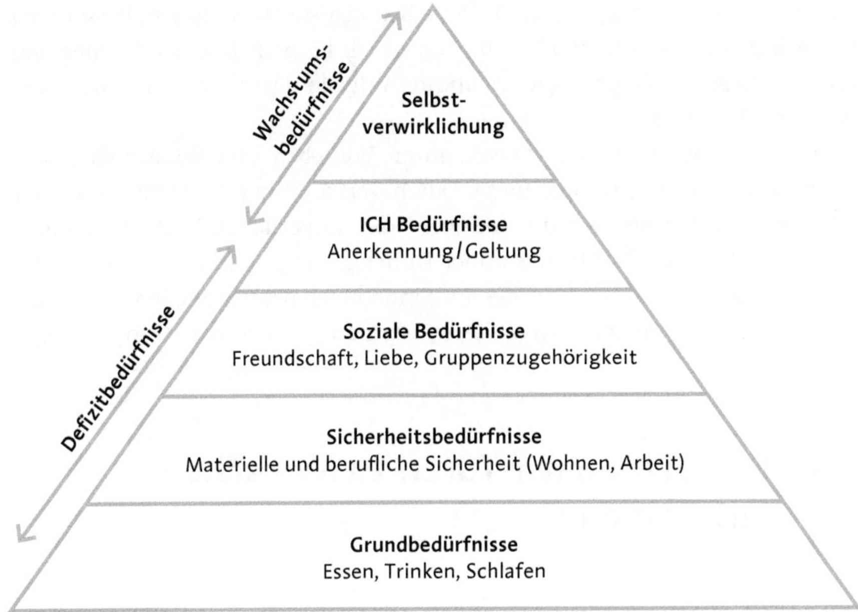

Abb. 1.3: Bedürfnispyramide orientiert an Maslow (2010)

- Alle möglichen Funktionen reduzieren sich auf den Heimbereich oder die häusliche Umgebung.
- Alles Tun vollzieht sich in unmittelbarer Gegenwart einer Gruppe, die eine gleiche Art von Betreuung erwartet.
- Der Tagesablauf ist weitgehend vorprogrammiert.

Das Zuhause eines alten, kranken Menschen verändert sich, die gewohnte Normalität kann nicht immer gelebt werden. Rückzugsgedanken werden deutlich sicht- und hörbar. Man erlebt in solchen Situationen häufig Verhaltensmerkmale wie Initiativverlust und geringes Interesse an der eigenen Zukunft. Dem soll entgegengewirkt werden durch individuell angepasste und sinnvolle Aktivierung.

1.3 Individuell sinnvolle Aktivierung

Wir nutzen das Wort „sinnvoll" in unserem Sprachgebrauch sehr häufig. Das Leben soll Sinn haben, soll sinnvoll sein! Das ist natürlich bei jedem Menschen – ob jung oder alt – unterschiedlich besetzt. Jeder hat individuelle, für ihn sinnvolle Bedürfnisse und Vorlieben, die durch seine Sozialisierung, Kultur und Erfahrungen geprägt sind. Diese Bedürfnisse zu erkennen, Ressourcen zu wecken und diese sinnvoll zu nutzen ist bei körperlicher, psychischer und sozialer Pflegebedürftigkeit die wichtigste Aufgabe unserer personzentrierten, aktivierenden Pflege und Betreuung.

Bei Frau Zimmer wissen wir von ihren Vorlieben und Erfahrungen sehr wenig. Wir kennen ihre Anamnese. Durch Verknüpfung der Symptome ihrer Erkrankungen können wir die geistigen und körperlichen Einschränkungen verstehen. Aber was hat Frau Zimmer früher gerne gemacht? Was waren für sie sinnvolle Tätigkeiten? Um dies im Sinne einer professionellen Betreuung herauszufinden, brauchen wir weitere Informationen aus ihrer Biografie (vgl. Kap. 5).

1.4 Wie öffnen wir Türen zu Menschen mit Demenz?

Wie erreiche ich einen Menschen mit Demenz? Wie öffne ich die Tür zu seiner Welt? Diese Fragen stellen sich tagtäglich die Personen, die mit ihnen im ambulanten oder (teil-)stationären Bereich zu tun haben, aber natürlich auch die betroffenen Angehörigen in der häuslichen Umgebung.

Es ist eine herausfordernde Aufgabe, da jeder betroffene Mensch mit Demenz seine individuellen Lebenserfahrungen und Gewohnheiten hat. Situationen aus seiner Lebensgeschichte haben seine Erfahrungen geprägt. Hinzu kommen die Verhaltensweisen, die durch das Krankheitsbild der Demenz auftreten können.

Daraus wird deutlich, dass neben den Grundlagen der Erkrankung Demenz und den methodischen Ansätzen die geschichtlichen Hintergründe, die Kultur und die Biografie bei jedem zu betreuenden Menschen wichtig sind.

Abbildung 1.4 macht deutlich, wie viele Schlüsselreize oder Trigger ich als Zugang zu Menschen mit Demenz nutzen kann. Dadurch will ich jedem Menschen Lebensfreude und Lebensqualität vermitteln und erreichen, dass er sich verstanden fühlt und sich sinnvoll beschäftigen kann.

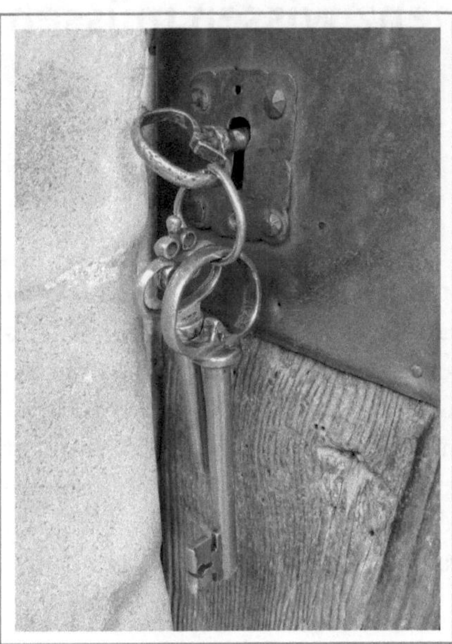	– Beziehung aufbauen
	– Kommunikation anpassen
	  · verbal
	  · paraverbal
	  · nonverbal
	– Bedürfnisse berücksichtigen
	  · Beobachtung (Körpersprache)
	  · Signale erkennen
	  · passendes Handeln
	– biografisches Arbeiten
	– methodische Ansätze nutzen
	  · Erinnerungsarbeit
	  · 10-Minuten-Aktivierung
	  · basale Stimulation
	  · Milieugestaltung
	  · alltagsorientierte Beschäftigung
	  · Musikangebote
	  · Validation
	– Angehörigenarbeit

Abb. 1.4: Türöffner

2 Was Sie über Demenz wissen müssen

Der Begriff Demenz stammt aus dem Lateinischen („dementia“) und bedeutet übersetzt „ohne Geist“ oder „ohne Verstand“. Es ist eine Gruppe von Krankheitsbildern, bei denen wichtige Gehirnfunktionen wie das Gedächtnis, die Orientierung, die Sprache, das Rechnen, das Denken, die Auffassungsgabe und die Lernfähigkeit nach und nach unwiderruflich verloren gehen. Dadurch verändert sich manchmal die Persönlichkeit der Betroffenen, was sich sehr unterschiedlich äußert: Sie können einen heiteren Gemütszustand aufweisen, aber auch antriebslos wirken oder sogar in unkontrollierte Gefühlsausbrüche verfallen.

2.1 Hauptsymptome der Demenz

Folgende Symptome können bei einer Demenz auftreten:

- Gedächtnisabnahme
- Orientierungsstörungen (zeitlich, örtlich, situativ, personenbezogen)
- reduziertes Denkvermögen
- reduzierte Aufmerksamkeit und Konzentration
- soziale Beeinträchtigung, Verhaltensänderungen, Aggression und Wut
- Halluzinationen (die Menschen riechen, sehen oder hören etwas, was gar nicht da ist)
- Wahnvorstellungen (z. B. bestohlen werden, Postbote unterschlägt wichtige Briefe)
- Schlafstörungen, nächtliches Herumlaufen
- Wandern, Ruhelosigkeit (ich muss heim, ich bin am falschen Ort, Langeweile oder Unwohlsein)
- reduzierte Intelligenz
- Beeinträchtigung der Alltagstätigkeiten (eingeschränkte Alltagskompetenz)

Abbildung 2.1 zeigt, wie sich im Krankheitsverlauf durch Zunahme der Symptome die individuell erworbenen Lebenspuzzle-Teile reduzieren können. Es wird dabei deutlich, dass die aktuellen Erfahrungen zuerst entschwinden. Die persönlichen Entwicklungen und Interessen aus der Kindheit bleiben am längsten erhalten.

Das Lebenspuzzle ...			
Kindheit	Reisen	Theater	Haustiere
Jugend	Familie	Essen	Lernen
Krieg	Nachbarn	Krankheit	Musik
Freunde	Gewohnheiten	Freude	Bilder
beginnt zu bröckeln ...			
Kindheit			
Jugend		Essen	
Krieg		Krankheit	Musik
	Gewohnheiten	Freude	

Abb. 2.1: Veränderungen im Lebenspuzzle

2.2 Diagnostik

Da die genannten Symptome auch bei **anderen** Krankheiten auftreten können, ist es dringend angezeigt, eine Differenzialdiagnostik durchführen zu lassen.

Anlaufstellen und Methoden für die Differenzialdiagnostik

- Facharzt für Neurologie oder Psychiatrie
- Gedächtnissprechstunde in einer Memoryklinik
- psychodiagnostische Verfahren (Uhrentest, Mini-Mental-Status-Test (MMST), ...)
- Computer- oder Kernspintomografie
- Ausschlussverfahren verschiedener Ursachen
- Früherkennung durch Biomarker in Blut und Liquor

2.3 Demenzarten

Schnell kommt es im alltäglichen Sprachgebrauch zu der Aussage, wenn man mal den Schlüssel verlegt hat, „ich glaube, ich habe Alzheimer". Diese Aussage zeigt, wie bekannt Alzheimer-Demenz in unserer Gesellschaft mittlerweile ist. Die Alzheimer-Demenz ist mit bis zu 70% die häufigste Demenzerkrankung. Der früher bezeichnete „Altersblödsinn" wurde schon seit Jahrtausenden im Alter wahrgenommen und beschrieben. Dieses änderte sich zu Beginn des 20. Jahrhunderts: Im Jahr 1907 beschrieb der deutsche Psychiater und Neuropathologe Alois Alzheimer den ersten Fall der Krankheit, welche später als Alzheimer-Krankheit bekannt wurde.

Die Patientin Auguste Deter war eine 50 Jahre alte Frau, die Alois Alzheimer nach der Aufnahme in die Frankfurter Nervenklinik medizinisch begleitete. Auguste Deter wies damals eigenartige schwere Erkrankungsprozesse der Hirnrinde auf. Sie blieb in der Klinik bis zu ihrem Tode im Jahr 1906. Durch Obduktionsbefunde stieß Alzheimer erstmals auf spezifische neuropathologische Veränderungen im Gehirn der Verstorbenen. Diese beschriebenen Erkenntnisse sind heute noch weitgehend die Grundlagen der Alzheimer-Demenz.

Im Gehirn bilden sich typische Eiweißablagerungen (Amyloidplaques), die zwischen den Nervenzellen verklumpen, welche dadurch absterben und Signale nicht mehr richtig weiterleiten können. Sinnesreize werden wahrgenommen, können aber durch die Störungen in den Nervenzellen nicht mehr verarbeitet werden. So kommen die Defizitsymptome zustande, die den betroffenen Menschen zunächst in die Unsicherheit drängen. Werden die Symptome von dem Menschen mit Demenz nicht mehr bewusst wahrgenommen, handelt dieser, ohne zu bewerten oder abzuwägen. Man könnte in dieser Situation meinen: „Der Mensch ist frei."

Angehörigen ohne Kenntnisse der Erkrankung fällt es schwer, dies zu verstehen. Häufig erleben sie dann „herausforderndes Verhalten" seitens des Kranken, denn die Realität des Menschen mit Demenz ist nicht die ihre.

Schaut man sich nochmals das bröckelnde Lebenspuzzle an (Abb. 2.1), erkennt man, dass die letzten aktuellen Erfahrungen und Lebensinhalte ausgeblendet sein können. Das heißt, Kommunikation über diese Bereiche kann durch die Feststellung der Defizite Spannungssituationen hervorrufen.

Abbildung 2.2 zeigt, welche Krankheiten mit einer Demenz verbunden sind, je nach Ursache unterteilt in primäre (90%) und sekundäre (10%) Demenzen.

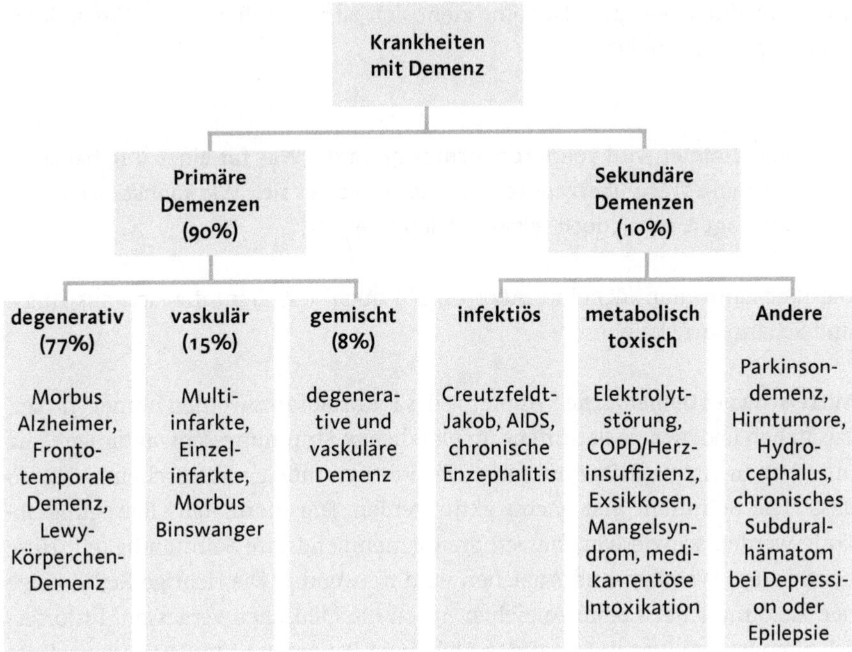

Abb. 2.2: Krankheiten mit Demenz (nach Charlier 2012, 243)

2.4 Krankheitsverlauf

Die an Alzheimer-Demenz erkrankten Menschen leiden durchschnittlich 7 – 10 Jahre an dieser Krankheit, es gibt aber auch Patienten, die bis zu 20 Jahre mit ihr leben. Sie wird in drei Phasen eingeteilt, leichtgradige Demenz, mittelschwere Demenz und schwere Demenz. Bei der Dauer dieser Phasen spricht man von ca. drei Jahren pro Phase.

Leichtgradige Demenz: Alzheimer-Demenz kündigt sich fast immer mit einer Vergesslichkeit an, die im weiteren Demenzverlauf zunimmt. Meist ist das Kurzzeitgedächtnis zuerst betroffen, ein vor kurzem geführtes Gespräch wird schnell vergessen. Die Betroffenen erinnern sich nicht daran, wo die Brille oder die Schlüssel sind, und wissen nicht mehr, ob sie heute schon einkaufen waren. Gesprächen können sie zunächst nur noch teilweise folgen. Sie verlieren die zeitliche und örtliche Orientierung, wissen nicht mehr, wo sie sind und wie spät es ist. Termine können daher nicht mehr selbständig wahrgenommen werden. Die Betroffenen merken, dass etwas mit ihnen nicht in Ordnung ist. Sie erleben Einschränkungen in der Alltagskompetenz, welcher jeder Betroffene unterschiedlich begegnet. Der eine zieht sich zurück, schämt sich. Ein anderer kann es gut überspielen.

> Frau Zimmer wird von ihrer Tochter gefragt: „Was für einen Tag haben wir heute?" Mit überzeugter Stimme antwortet sie: „Wie kannst du mich das fragen, schau doch selber auf den Kalender!"

Darüber kann man lächeln ... Aber es gibt auch Personen, die sich aus Angst und Scham zurückziehen.

Mittelschwere Demenz: Die Symptome des Frühstadiums werden immer stärker. Zusätzlich leiden viele Betroffene an plötzlichen Stimmungsschwankungen, die oft sogar in Aggressivität münden. Der Biorhythmus gerät durcheinander, so dass viele Betroffene erst nachts aktiv werden. Die „normalen" Bewegungsabläufe werden schwieriger, sie verlieren zunehmend ihre Selbständigkeit. Hilfe beim Essen, Waschen und Anziehen wird notwendig. Die richtige Reihenfolge der Kleidungsstücke beim Anziehen haben die Menschen vergessen. In fortgeschrittenem Stadium leiden einige Alzheimer-Patienten unter Wahnvorstellungen.

Schwere Demenz: In dieser Phase kommt es zum kompletten Gedächtnisverlust. Die engsten Freunde und Verwandte werden nicht mehr erkannt. Gespräche sind nicht mehr möglich. Die Betroffenen wiederholen Worte oder Satzteile, die sie zuvor gehört haben, oder murmeln Fantasiewörter, manchmal auch nur noch Silben. Auch die Motorik verschlechtert sich. Die betroffenen Menschen verlieren ihre Mobilität, Gelenke versteifen (eine Embryonalstellung kann entstehen), und es kommt zur Inkontinenz. Sie sind teilnahmslos, bewegen sich nicht mehr ohne Aufforderung. Bettlägerigkeit und künstliche Ernährung können folgen, die schließlich zu einer geschwächten Immunabwehr führen können, wodurch sich Infektionen schneller ausbreiten. Am Ende sterben die meisten Betroffenen, zusätzlich bedingt durch Schluck- und Atembeschwerden, an Lungenentzündungen oder anderen Atemwegserkrankungen.

3 Personzentrierte Pflege nach Tom Kitwood

Im Rahmen meiner beruflichen Laufbahn als Altentherapeutin und gerontopsychiatrische Fachkraft in der Geriatrie und Gerontopsychiatrie bin ich in zahlreiche Situationen geraten, habe viele Dinge beobachtet und teilweise beängstigende Bilder gesehen, bei denen ich mir dachte: Da muss sich etwas ändern.

Alte Menschen werden durch den Alterungsprozess häufig in eine Klassifizierung gesteckt. Die Folge ist, dass sie dementsprechend behandelt werden, obwohl sie Personen sind, die ihr individuell Mögliches zum Wohle unserer Gesellschaft erbracht haben. Zum Alter können aber körperliche und psychische Erkrankungen hinzukommen, und dann vielleicht auch noch Demenz. Was tun wir dann?

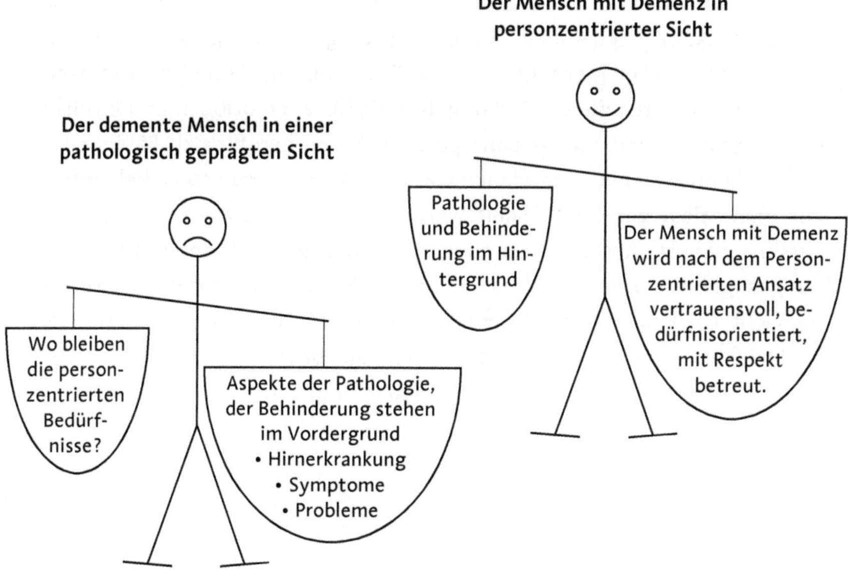

Abb. 3.1: Personzentrierte Pflege bei Demenz verleiht den Bedürfnissen neues Gewicht

Menschen mit Demenz scheinen Vielen in unserer Gesellschaft nicht in ihr Bild von Normalität zu passen. Als betroffener Angehöriger, Zugehöriger verknüpfen wir leider sehr schnell die Symptome des Krankheitsbildes und die Ängste, was passieren kann, mit Scham: „Was redet man in meinem privaten Umfeld?“ Aber wo bleibt dabei der Mensch? Wo bleibt die PERSON mit Demenz?

Als Pionier nahm Tom Kitwood sich des Themas der Pflege und Betreuung von Menschen mit Demenz an, verbunden mit dem Paradigma der Personzentrierung.

Kurze Biografie Tom Kitwoods (nach Kitwood 2016, 267–269)

Tom Kitwood wurde 1937 in Boston geboren. Er erwarb 1960 einen Bachelor of Science der Naturwissenschaften. Danach studierte er für ein Priesteramt und wurde 1962 ordiniert. Im Anschluss unterrichtete er über sieben Jahre Chemie. Danach zog er nach Uganda. Dort unterrichtete er Chemie an der Busoga Boys School und hatte auch die Funktion des Schulpriesters inne. 1969 heiratete er Jenny Cooper, ihr gemeinsamer Sohn Andrew wurde in Uganda geboren. Sie kehrten gemeinsam nach Bradford zurück, wo dann auch ihre Tochter Lucy geboren wurde. Im Jahre 1974 schloss Kitwood das Masterstudium für Bildungspsychologie und Bildungssoziologie in Bradford ab. Mit dem Thema Demenz kam er im Rahmen eines Projektes in Kontakt und entwickelte einen Kurs in „Tiefenpsychologie der Pflege und Betreuung von demenzkranken Menschen“ für das Studium. Sein Grundgedanke dabei war, den Studenten die Entdeckung ihrer Gefühle, Emotionen und Intuitionen zu ermöglichen, die sie dann persönlich und beruflich als Fähigkeiten nutzen könnten. Sein Leitgedanke war es, **„Mitmenschen so zu behandeln, wie man selbst gerne behandelt werden möchte“.** Daraus resultierte der personzentrierte Ansatz im Umgang mit Menschen mit Demenz. Dieses Bildungsangebot wurde in zahlreichen nationalen und internationalen Kursen gemacht. Die Einzigartigkeit (und das Ziel) der Methode besteht darin, den Blickwinkel einer Person mit einer Demenz einzunehmen.

Tom Kitwood starb am 1. November 1998 in Bradford.

3.1 Was heißt es, eine Person zu sein?

Diese Frage stellen wir uns in vielen Bereichen. Wie häufig sagt man „ich bin, wie ich bin…"? Was heißt das?

Mensch und Person werden als Begriffe von unterschiedlichsten Wissenschaften untersucht. Ich möchte den Begriff der Person aus Sicht der Alterswissenschaften darstellen.

„Personsein bedeutet: Stand oder Status, der dem einzelnen Menschen im Kontext von Beziehung und sozialem Sein von anderen verliehen wird. Er impliziert Anerkennung, Respekt und Vertrauen." (Brooker 2008, 21)

Dawn Brooker entwickelte den Ansatz von Tom Kitwood gewissermaßen als dessen Vermächtnis weiter. Sie ist klinische Psychologin und arbeitet als Direktorin der Association for Dementia Studies. Diese hat sie 2009 gegründet und zu einem aktiven, hochmodernen Forschungs- und Bildungszentrum für Demenz gemacht.

Jeder Mensch benötigt für das eigene Personsein wertschätzende, respektvolle Begegnungen (Interaktionen) mit anderen Menschen. Diese finden in der Familie, unter Freunden, in beruflichen Kontakten statt.

Insbesondere Menschen mit Demenz brauchen die Unterstützung anderer Menschen, um das Personseins zu erleben.

3.2 Identität als notwendiges Persönlichkeitsgerüst

Unter Identität versteht man die Einzigartigkeit eines Lebewesens, insbesondere eines Menschen. Die Persönlichkeitsstruktur eines Menschen umfasst vor allem die folgenden Aspekte:

- Wer bin ich?
- Auf wen beziehe ich mich?
- Wer bezieht sich auf mich?
- Worüber definiere ich mich?
- Was macht mich aus?

Identität ist ein lebenslanger Prozess und zeigt sich im Auftreten, in der Mimik, Gestik, Sprache, in den körperlichen Stärken und Schwächen und natürlich auch dem inneren Selbstbild und dem Glauben. All dies entfaltet und verändert sich im Lebensverlauf durch Identitätsentwicklungen oder -krisen. Dabei werden ständig Informationen aus dem Leib-Selbst („wie sehe ich mich") und der Umwelt („wie werde ich von meinen Mitmenschen gesehen") bewertet und übernommen oder zurückgewiesen. Identität befindet sich also lebenslang in Entwicklung und Veränderung. Hilarion G. Petzold (Integrative Therapie) spricht von den 5 Säulen der Identität, welche die Identität eines Menschen bauen, stützen und tragen. Defizite einer oder mehrerer Säulen können sich natürlich negativ auf die Lebensqualität auswirken. Dann ist Handeln durch personzentrierte Aktivierung und Pflege angezeigt. Ein Ausgleich der „schwachen Säule" kann bei Menschen mit Demenz durch personzentrierte Pflege und Betreuung unterstützt werden. Vielfältige methodische Ansätze verstärken den momentanen Input und Ausgleich der schwachen Säule.

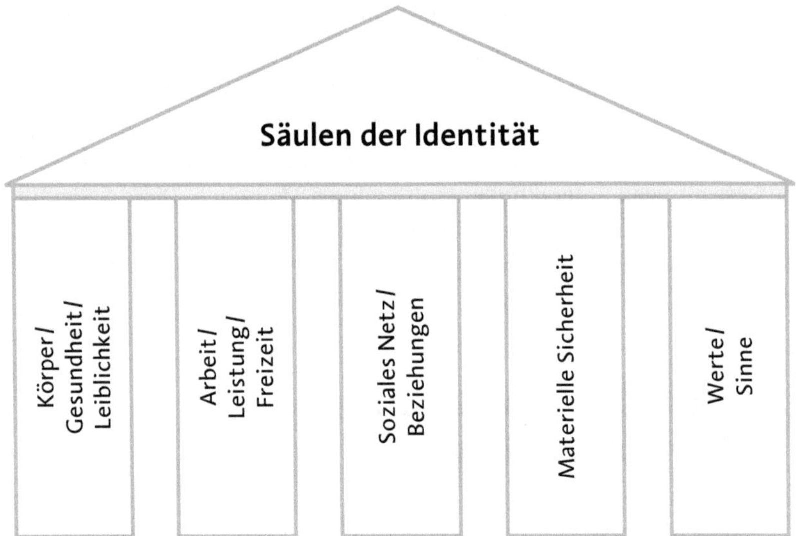

Abb. 3.2: 5 Säulen der Identität (nach Petzold 1984)

3.3 Welche Bedürfnisse hat ein Mensch mit Demenz?

Menschen mit Demenz haben dieselben Bedürfnisse wie alle anderen Menschen auch:

- teilnehmen an den Aktivitäten des täglichen Lebens
- sich sicher fühlen
- orientiert sein
- sich trotz Demenz kompetent fühlen
- Abwechslung, Anregung haben
- Autonomie (eigene Entscheidungen treffen können)
- soziale Kontakte

Als gesunder Mensch können wir selbst entscheiden, wann wir unsere Bedürfnisse erfüllen oder die Erfüllung hinausschieben. Der Mensch mit Demenz

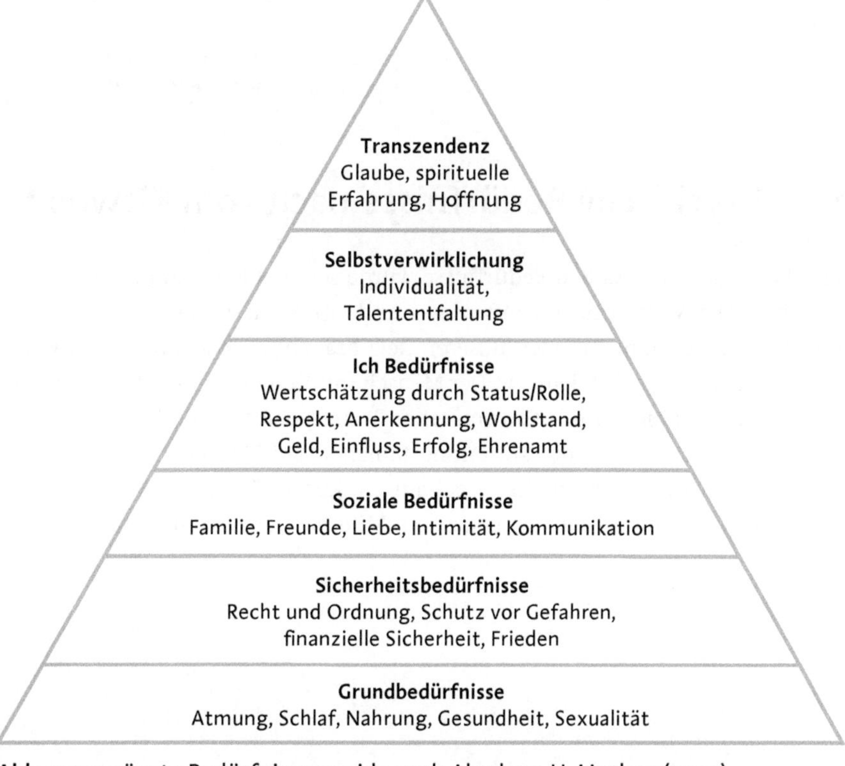

Abb. 3.3: ergänzte Bedürfnispyramide nach Abraham H. Maslow (2010)

kann seine Grundbedürfnisse bald nicht mehr sprachlich formulieren. Deshalb ist es sehr wichtig, die nonverbalen Signale zu erkennen. Dafür sind die biografischen Daten von Bedeutung. So kann ihr Gegenüber der Person mit Demenz die Bedürfniserfüllung durch weitere Schlüsselreize/Trigger ermöglichen. Wichtig: Die Bedürfnisse sollen so lange wie möglich selbständig von ihm erfüllt werden. Tabelle 3.1 zeigt die Vermittlungs- und Erfüllungsunterschiede zwischen gesunden Personen und Menschen mit Demenz auf.

Tab. 3.1: Gesunde Menschen und Menschen mit Demenz: Unterschiede bei der Übermittlung und Erfüllung von Bedürfnissen

gesunder Mensch	Mensch mit Demenz
– kann seine Bedürfnisse wahrnehmen – kann sie ausdrücken – kann selbst für deren Erfüllung sorgen	– kann seine Bedürfnisse nicht mehr mit Worten mitteilen – drückt seine Bedürfnisse zunehmend über die Körpersprache aus
– kann die Erfüllung seiner Bedürfnisse aufschieben oder der Situation anpassen	– kann sich oft nicht mehr der Situation angepasst verhalten
	– psychische Bedürfnisse haben für ihn einen hohen Stellenwert.

3.4 Psychische Bedürfnisse nach Tom Kitwood

Das Thema der essenziellen Bedürfnisse wurde schon allgemein in Kap. 1.2 beschrieben. Der Motivationsprozess zeigt uns deutlich, dass jeder Mensch einen Input, also einen inneren oder äußeren Reiz braucht (= Motivation), um seine Grundbedürfnisse zu befriedigen. Der Mensch mit Demenz braucht dazu Unterstützung durch eine Stimulation von einer Bezugsperson (siehe Tab. 3.2).

Wie steht es aber um die Mitteilungsfähigkeit bei Menschen mit Demenz, die ihre Bedürfnisse nicht mehr verbal äußern können? Welche Möglichkeiten haben sie? Wie können wir sie im sozialen Miteinander nutzen und stärken?

Tab. 3.2: Wie Menschen mit Demenz ihre Bedürfnisse mitteilen

verbal	paraverbal	nonverbal
– gesprochenes Wort	– Stimmlage – Aussprache – Lautstärke – Betonung – Sprechtempo – Sprachmelodie	– Gestik – Mimik – Muskeltonus – Körperhaltung – Augen und Blickkontakt – Atmung

Tom Kitwood bringt das „Bedürfen" deutlich auf den Punkt: „Ein Mensch ohne Befriedigung seiner Bedürfnisse kann nicht einmal minimal als Person funktionieren: Es gibt nur ein allumfassendes Bedürfnis, nämlich das nach Liebe" (Kitwood 2016, 144). Diese Ansicht vertritt auch Frena Gray-Davidson auf der Grundlage ihrer Erfahrungen als Pflegeperson. Sie stellte fest, dass Menschen mit Demenz oft ein unverhülltes kindliches Verlangen nach Liebe zeigen (nach Kitwood 2016).

„Unter Liebe versteht sie eine großzügige, verzeihende und bedingungslose Annahme, ein emotionales Geben von ganzem Herzen, ohne die Erwartung einer direkten Belohnung." (Kitwood 2016, 144)

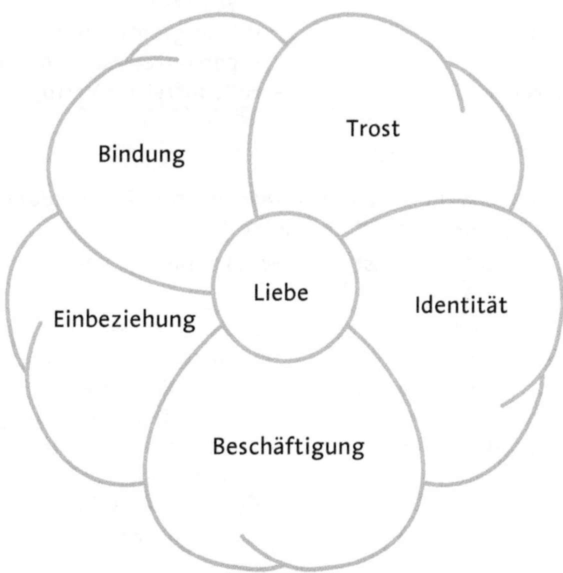

Abb. 3.4: Blume der Bedürfnisse nach (Kitwood 2016)

Um dieses Kernbedürfnis Liebe herum beschreibt Kitwood weitere psychische Bedürfnisse wie Trost, Beschäftigung, Bindung, Einbeziehung, Identität, die er in einer Blume darstellt (Abb. 3.4).

Wie diese Bedürfnisse angesichts von Alter und Demenz und den verbundenen Verlusten relevant werden und welche Reaktionen sie erfordern, zeigt Tabelle 3.3.

Tab. 3.3: Verlustsituationen erkennen und empathisch reagieren

TROST **Verlustsituationen im Alter und in der Demenz können sehr stark das Gefühl der Trauer auslösen.**	
Wann und wie werden die Verlustsituationen erkennbar?	Was können wir tun?

Körperliche Verluste
– eingeschränkte Mobilität
– Schmerzen
– Immobilität
– Einschränkungen der Sinnesorgane
Geistige Verluste
– Vergessen
– eingeschränktes Denkvermögen
Soziale Verluste
– Kontakte nehmen ab
– Rückzug
– traurig sein, weinen
	– zuhören
	– Zeit haben
	– validieren
	– körperliche Berührung
	– Nähe zulassen
	– Gefühle von Trauer und Scham gelten lassen
	– Sicherheit geben
	  · Bezugspflege
	  · Bezugsbetreuung
	  · personzentrierte Aktivierung
	– Hilfsmittel zur Verfügung stellen

BINDUNG **(in der Entwicklungspsychologie spricht man von primärer Bindung durch zuverlässige Bezugsperson, meist der Mutter)**	
Wann und wie werden die Verlustsituationen erkennbar?	Was können wir tun?
– Verlust von Sicherheit – Angstsituationen – Verlust von schönen Erinnerungen bei fortschreitender Demenz – Zunahme der „mütterlichen Bindung“	Sicherheit geben durch – verbindliche Absprachen, verbal oder nonverbal – Bezugspflege/Betreuung – Zulassen von Hinterherlaufen und Klammern – Orientierungshilfen – ein Zuhause schaffen

EINBEZIEHUNG **Durch die evolutionäre Entwicklung kann der Mensch nur in der Gruppe überleben.**	
Wann und wie werden die Verlustsituationen erkennbar?	Was können wir tun?
– Verlust der familiären und gewohnten sozialen Kontakte – Verlust der „Persön"lichkeit – Verlust der individuellen Bedürfnisbefriedigung	– positive Angehörigenarbeit – Gemeinschaft leben – Feste feiern – persönliche Ansprache mit Namen – Esskultur pflegen – Mithelfen positiv bestärken – gemeinsame Interessen erkennen und in Gruppenaktivitäten nutzen

BESCHÄFTIGUNG **Beschäftigt zu sein bedeutet, dass der Mensch entsprechend seinen Fähigkeiten und Kräften in den Lebensprozess einbezogen ist.**	
Wann und wie werden die Verlustsituationen erkennbar?	Was können wir tun?
– Zustand der Langeweile – Apathie – Warten auf den Tod – vorhandene Ressourcen nicht nutzen – GEFAHR: Fähigkeiten des Menschen zu unterbinden, da es anders/durch andere „schneller geht"	– Biografiearbeit nutzen, um Vorlieben zu erkennen – 10-Minuten-Aktivierung – in die „aktive" Tagesstruktur einbeziehen – vorhandene Ressourcen einbeziehen – aktivierende Pflege nach dem Motto: „So viel Hilfe wie nötig und so wenig wie möglich" – Nachdenken als Beschäftigung akzeptieren – zuhören – Gespräche führen

<table>
<tr><th colspan="2">IDENTITÄT
Eine Identität zu haben bedeutet zu wissen, wer man ist, im Erkennen und im Fühlen.</th></tr>
<tr><td>Wann und wie werden die Verlustsituationen erkennbar?</td><td>Was können wir tun?</td></tr>
<tr><td>– Zunahme des Verlustes des „Personseins“
· Angst
· Wut, Zorn
· Hilflosigkeit
– Apraxie
· Verlust, zielgerichtete Bewegungen auszuführen, z. B. nicht mehr wissen, wie sie das Besteck beim Essen nutzen sollen
– Aphasie
· Sprachverlust</td><td>– Ansprache mit Namen (beruflicher Status)
– biografisches Arbeiten, Wertschätzung der Lebensleistung
– genutzte Rituale beibehalten
– validieren
– herausforderndes Verhalten als Lösungssuche werten und unterstützen
– dauerndes Wiederholen als Lösungssuche oder als Erinnern erkennen</td></tr>
</table>

! „Bei Menschen mit Demenz, die weitaus verletzlicher und gewöhnlich weniger in der Lage sind, die zur Befriedigung ihrer Bedürfnisse notwendigen Initiativen zu ergreifen, sind diese Bedürfnisse deutlicher sichtbar.“ (Kitwood 2016, 146)

4 Das Prinzip der Geborgenheit

Geborgenheit ist ein wichtiger Begriff in der Verknüpfung mit „Personsein“.

Was heißt Geborgenheit für mich? Halten Sie einmal kurz inne, machen Sie sich dazu Gedanken und schreiben Sie diese Gedanken auf! Oder gestalten Sie ihr „Traumhaus“ auf einem großformatigen Papier und schreiben Sie Ihre Notizen in Ihrem „Haus der Geborgenheit“ mit der Zeichnung des Hauses (vgl. Abb. 4.1) und Ihren Notizen auf. Was wird Ihnen deutlich? Erleben Sie Geborgenheit? Sie merken vielleicht, wie Sie für Ihre Lebensform sensibilisiert werden. Lassen Sie sich die nötige Zeit für dieses „Innehalten“. Denn Sie merken bestimmt: Zum „Haus der Geborgenheit“ gehört sehr viel!

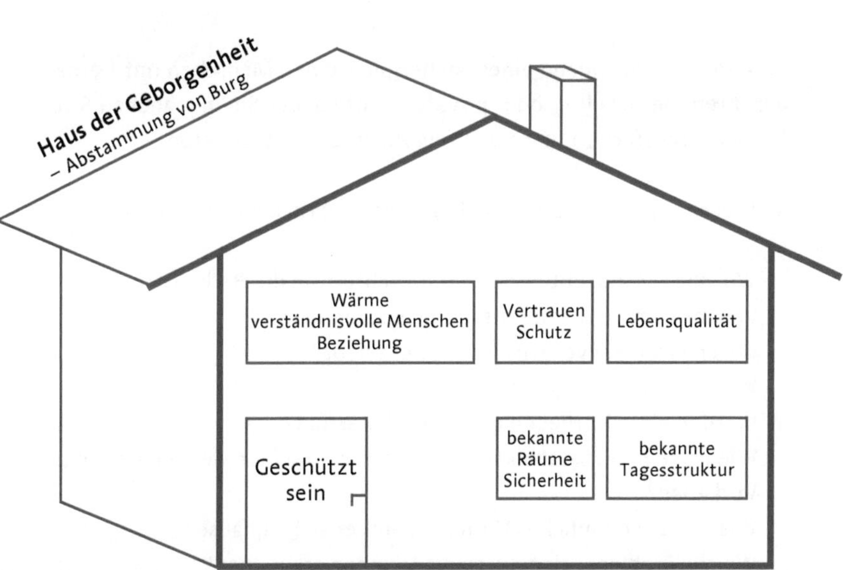

Abb. 4.1: Haus der Geborgenheit

Was heißt nun Geborgenheit für den Menschen mit Demenz? Kaum anders als bei uns allen heißt Geborgenheit für ihn, dass er geschützt sein möchte! Der Mensch mit Demenz braucht

- „jemanden", dem er vertrauen kann,
- „jemanden", der eine personzentrierte Beziehung aufbaut

und

- „jemanden", der ihn in den Alltag einbezieht.

Der Mensch möchte sich als „Person" sicher fühlen. Am Beispiel von Frau Zimmer wird deutlich, wie Sicherheit und Geborgenheit möglich werden:

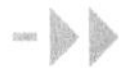

BEISPIEL

Frau Zimmer wohnt in ihrem Zimmer, hat ihren Ohrensessel mit dem bunten Fußhocker. Der ihr noch bekannte Weg zur Toilette gibt ihr Sicherheit. Ihre gewohnten Mahlzeiten, deren Zeiten sie noch mit Hilfe ihrer Armbanduhr verfolgen kann, geben ihr Sicherheit und stärken ihr Selbstwertgefühl. Ihre Tochter gibt ihr Sicherheit durch die gewohnten Mahlzeiten.

Um Frau Zimmer diese Geborgenheit in ihrer gelebten Tagesstruktur zu ermöglichen, benötigen wir ihre biografischen Daten (vgl. Kap. 5.1).

Beschreiben Sie anhand eines Fallbeispiels einen Menschen mit Demenz aus Ihrem Berufsalltag oder privaten Umfeld, der Sie in manchen Situationen herausfordert, nach den folgenden Gesichtspunkten.

Sie können dafür das Arbeitsblatt 1 aus dem Onlinematerial verwenden.

- Wo lebt er? Wo lebte er früher (beachten Sie die Herkunft)?
- Welche Familienverhältnisse sind vorhanden?
- Welche Familienverhältnisse hat er erlebt?
- Welche Vorlieben hat er?
- Werden diese Vorlieben genutzt oder erfüllt?
- Wie ist seine Tagesstruktur? Passt diese zu seinen Gewohnheiten und Vorlieben?
- Wie ist sein räumliches Umfeld? Fühlt er sich zuhause?
- Welche Probleme sind durch die Demenz erkennbar?

Nun reflektieren Sie an diesem Fallbeispiel den Aspekt Geborgenheit.

- Inwiefern wird ihm Geborgenheit geboten?
- Was fehlt ihm?
- Was kann ich tun?

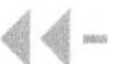

Nun wird Ihnen bestimmt deutlich, woran sein herausforderndes Verhalten liegen könnte. Welche Bedürfnisse werden ihm in seiner Realität nicht erfüllt? Bewerten Sie diese Erkenntnis nicht als Schwäche von Ihrer Seite, sondern würdigen Sie Ihre Stärke, dass Sie es erkannt haben und daran arbeiten können und wollen.

5 Biografie und Leibgedächtnis

DEFINITION

Eine Biografie ist die Lebensbeschreibung einer Person.

Der österreichische Pflegewissenschaftler Erwin Böhm (geb. 1940) geht in seinem psychobiografischen Pflegemodell davon aus, dass Körper, Geist, Seele, soziales Umfeld und persönliche Geschichte in einem ständigen Zusammenhang stehen; sie bedingen einander und wirken aufeinander.

> *„Will ich eine den Menschen und seine Lebensgeschichte würdigende Begleitung, so lassen sich biografische Daten und individuelles Erleben nicht trennen. Biografien in diesem Sinne sind nicht tabellarische Lebensläufe, sondern subjektiv gewichtige Biografien des Erlebens. Bewertungen sind wichtiger als Fakten." (Baer/Schotte-Lange 2013, 94)*

Um professionelle Betreuungsarbeit zu leisten, bedarf es methodischer Ansätze. Diese geben uns Handlungssicherheit in der Pflege- und Betreuungsarbeit von Menschen mit Demenz. Sie erweitern unsere Fachkompetenz und vor allem Zufriedenheit auf beiden Seiten.

5.1 Biografiearbeit

Biografiearbeit ist ein Sammelbegriff für unterschiedliche Maßnahmen und Methoden in der individuellen Pflege und Betreuung eines Menschen. Sie thematisiert seine Vergangenheit, sodass wir seine Gegenwart besser verstehen und seine Zukunft mit methodischer Kompetenz begleiten können.

Sie bedarf sensibler Kontaktaufnahme mit dem alten Menschen. Bei Menschen mit Demenz benötigen wir oftmals „stellvertretend" die Angehörigen, um biografische Informationen zu bekommen. Ein sehr wichtiger Anteil ist eine gute Beobachtung durch das Pflege- und Betreuungspersonal, die wertfrei und objektiv in dem Biografiebogen beschrieben wird.

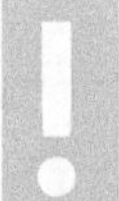

Biografiearbeit ist ein Prozess, in dem immer wieder neue Erkenntnisse und Beobachtungen überprüft und ergänzt werden müssen.

Folgende biografischen Kenntnisse erweitern das Verständnis besonderer Auffälligkeiten in der Pflege und Betreuung von Menschen mit Demenz:

- allgemeine Informationen
- Herkunft / Familie
- traumatische Erfahrungen (Kindheit, Jugendzeit)
- deren eigene Familie / Erwachsenenzeit
- Vertreibung aus den früheren deutschen Ostgebieten
- Migrationserfahrungen
- Trink- und Essgewohnheiten
- berufliche Tätigkeit
- ehrenamtliche Tätigkeiten
- Hobbys und Vorlieben
- Gewohnheiten und Rituale
- Religion, spiritueller Bezug
- Naturvorlieben, Haustiere

Im Kontext der Biografiearbeit spielen die Besonderheiten unseres Leibgedächtnisses bei den demenziellen Erkrankungen eine wichtige Rolle.

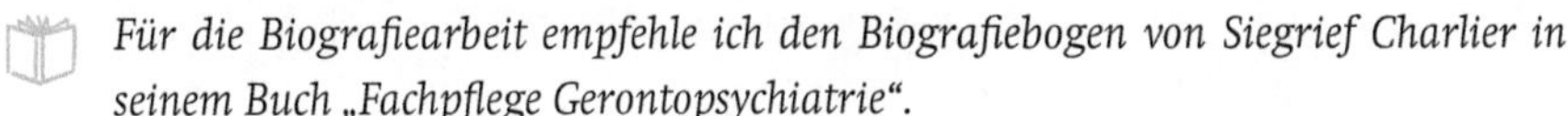

Für die Biografiearbeit empfehle ich den Biografiebogen von Siegrief Charlier in seinem Buch „Fachpflege Gerontopsychiatrie“.

5.2 Besonderheiten des Leibgedächtnisses

Um die Menschen mit Demenz würdigend zu begleiten, ist es notwendig, sich mit dem Gedächtnis und seinen Funktionen und Störungen zu beschäftigen. Dabei ist das Leibgedächtnis von besonderem Interesse, weil in ihm viele Inhalte gespeichert sind, die nicht bewusst oder verbalisierbar sein müssen. Grundsätzlich gibt es zwei Gedächtnissysteme, die miteinander verknüpft sind:

Tab. 5.1: Gedächtnissysteme

Gedächtnissysteme	
Kognitives Gedächtnis (explizites Gedächtnis)	**Leibgedächtnis (implizites Gedächtnis)**
– Zahlen, Daten, Reihenfolgen – Geburtstagsdaten (z. B. Familie, Freunde) – Namen (z. B. der Kinder) – wichtige Daten (z. B. Hochzeit) – besondere Ereignisse (z. B. Urlaube)	– Gedächtnis der Sinne – Gedächtnis der Gefühle – Aspekte des Erlebens (z. B. Atmosphäre eines besonderen Festes oder Urlaubs)
– Verlust der Fähigkeiten bei demenzieller Erkrankung	– Inhalte sind „einverleibt" – es wirkt länger, anhaltender und tiefer – bietet bei demenzieller Erkrankung Zugangs- und Verständigungsmöglichkeiten

! „Mit ‚Rementing' beschreibt Kitwood besondere Situationen, in denen Menschen mit fortgeschrittener Demenz sich plötzlich und unerwartet an Situationen erinnern und in denen ihr Geist wieder klar zu sein scheint. Alle solche Momente, die wir beobachtet haben, sind damit verbunden, dass Menschen über ihr Leibgedächtnis in besonderer Weise einen Zugang auch zum kognitiven Gedächtnis finden konnten und können." (Baer 2020, 40)

Das Leibgedächtnis ist ein wichtiges Instrument in der Biografiearbeit und zum Aufbau einer Beziehung zu Menschen mit Demenz. Dieses Wissen sollte eine Grundlage und Grundhaltung im Kontakt mit Menschen sein. Udo Baer beschreibt es auch als Gedächtnis des Herzens.

Das Leibgedächtnis arbeitet nicht mit vergleichbaren Fakten, sondern mit Ähnlichkeiten. Das können Verknüpfungen mit schönen Erlebnissen, aber auch mit negativ prägenden Erlebnissen etwa bei kriegstraumatisierten Menschen sein. Wichtig bei negativen Empfindungen ist es, dass der Mensch nicht allein gelassen wird. Das Leibgedächtnis kann durch „Trigger" geweckt werden, z. B. den Duft einer Blume oder Musikstücke, die Erinnerungen wecken. Ein Sinnesgedächtnis, das „eingeleibte" Düfte erkennt, z. B. den einer Rose oder den von Vanille, kann positive Erlebnisse wachrütteln.

Das Leibgedächtnis arbeitet mit der Emotionalität. Über Sinneseindrücke werden Gefühle wahrgenommen. Es können positive wie negative Gefühle, interessierte wie ängstliche Reaktionen, traurige wie sehnsuchtsvolle Gefühle auftreten. Bei negativen Gefühlen ist es wiederum wichtig, dass wir den Menschen damit nicht allein lassen.

Das Leibgedächtnis arbeitet situativ, das heißt, es müssen gar nicht klar definierte Sinneseindrücke vorhanden sein. Manchmal reicht ein besonderer, spontaner Kontakt zwischen Menschen, eine Tür zum Leibgedächtnis zu öffnen und beim Menschen mit Demenz ein Verhalten auszulösen, das man nicht zuordnen kann. Es ist dann, wie es ist – und gehört zur Besonderheit des Leibgedächtnisses.

Das Leibgedächtnis kann Zeitüberlappungen und Zeitverschiebungen in die gelebte Realität des Menschen mit Demenz bringen. Plötzlich beobachten wir Stimmungen oder Verhaltensweisen, die aus unserer Sicht in die Vergangenheit gehören. Für den Menschen mit Demenz ist es jedoch so, als würde dies jetzt geschehen.

Das sind Fähigkeiten des Leibgedächtnisses. Unsere Aufgabe ist es, diese erlebte Realität anzunehmen und zu spiegeln.

Wichtig ist es, die Besonderheiten des Leibgedächtnisses zu kennen, sie zu nutzen, um eine Beziehungsebene zu gestalten, die dem Menschen mit Demenz Lebensfreude vermittelt. Darin bestehen unsere Fachlichkeit und Professionalität.

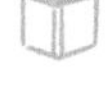

Denjenigen, die sich mit dem Thema intensiver beschäftigen möchten, empfehle ich „Das Magazin demenz 44: erinnern – vergessen“, 2020.

Sie erinnern sich an die 99-jährige Frau Zimmer, die bei ihrer Tochter lebt, von ihr betreut und gepflegt wird. Sie haben erkannt, dass biografische Inhalte fehlen, um ihr angepasste, bedürfnisorientierte Beschäftigung anzubieten. Nun folgt ihre Biografie:

BEISPIEL

Frau Zimmer wurde in Litauen geboren. Sie wuchs dort in einem kleinen Dorf auf. Als Kind und Jugendliche half sie im Haushalt ihrer Mutter und in der kleinen Landwirtschaft. Diese Unterstützung im Alltag war notwendig. Aufgrund dessen erlernte sie keinen Beruf.
Bei der landwirtschaftlichen Arbeit lernte sie ihren Mann kennen. Sie bekamen eine Tochter und einen Sohn. Der Zweite Weltkrieg hinterließ Wunden. Ihr Ehemann starb als Soldat im Krieg, und für die Familie folgte eine schwere Zeit.

Im Jahr 1958 wanderte sie mit ihren zwei Kindern nach Deutschland aus. Ihre Tochter war bereits verheiratet und hatte selbst eine Tochter. Insgesamt hat Frau Zimmer mittlerweile drei Enkeltöchter, mit denen sie sehr intensiv den Alltag gemeinsam erlebte, da ihre Tochter arbeiten musste. Sie spielte mit ihnen gerne Brett- und Kartenspiele.
Die Ehe ihres Sohnes hielt nicht lange. Die Kontaktpflege zu ihm war sehr sporadisch. Leider verstarb der Sohn auch sehr früh.
Frau Zimmer war trotz alledem ein lebensfroher Mensch. Auch die zunehmenden Gebrechen (durch Stürze) hat sie immer wieder gemeistert. Die Enkelkinder lieben ihre litauische Küche, die sie häufig genießen dürfen. Selbstgemachte Dickmilch mit Zucker ist ihr Lieblingsgetränk.
Ihre Vorliebe ist das Stricken. Sie versorgte ihre Enkelkinder mit gestrickter Kleidung, am liebsten Socken, und dies bis ins hohe Alter. Sie las den Enkeln gerne vor. Diese Leseleidenschaft begleitete sie durch ihr Leben. Leichte Lektüre, im Alter immer wieder auch Kinderbücher, sind ihre Lieblingsbücher. Als religiöser Mensch besuchte sie regelmäßig den Gottesdienst und liest täglich ihre Losung. Sie ist am Zeitgeschehen interessiert und informiert sich durchs Fernsehen. Nachrichten sind ihr wichtig.
Sie liebte und liebt immer noch die Strukturen in ihrem Alltag.
Mittlerweile hat sie vier Urenkelkinder, deren Namen sie nicht mehr so parat hat. Aber sie fragt ihre Tochter und zeigt Interesse an ihnen.

Durch die biografischen Daten wird deutlich, was für ein lebensbejahender Mensch Frau Zimmer ist, trotz der vielen belastenden politischen und privaten Erlebnisse.

Mit dem Arbeitsblatt 2 im Onlinematerial können Sie das Thema vertiefen.

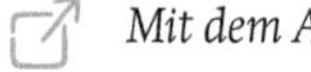

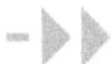

Was heißt Geborgenheit für Frau Zimmer? Was heißt „Personsein“ für Frau Zimmer? Welche Bedürfnisse kann ich für ihren Alltag nutzen, damit sie ein gewohntes, sicheres Zuhause erlebt? Schreiben Sie diese Gedanken auf! Oder gestalten Sie als Sensibilisierungsübung Frau Zimmers „Haus der Geborgenheit“ (vgl. Kap. 4). Was wird Ihnen deutlich?

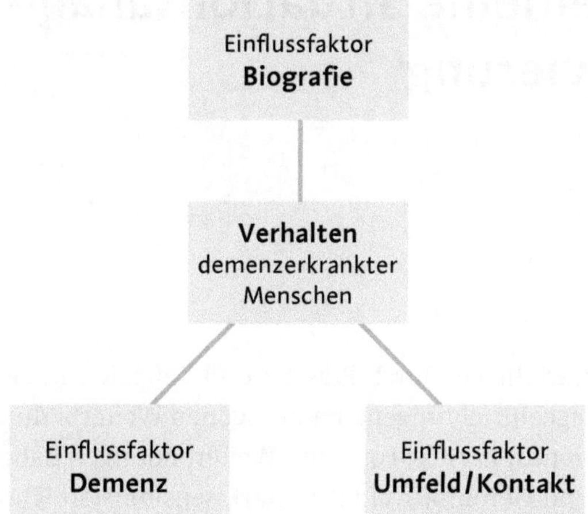

Abb. 5.1: Einflussfaktoren auf das Verhalten Demenzerkrankter (nach Schneberger et al. 2010, 54)

In Abbildung 5.1 wird nochmals deutlich dargestellt, warum und wie sich das Verhalten eines Menschen mit Demenz verändern kann. Wenn ich die Zusammenhänge erkenne, habe ich die Möglichkeit, dem Menschen das zu vermitteln, was ihm fehlt.

6 Allgemeine Situationsanalyse der Aktivierung

Meine berufliche Erfahrung durch Präsenz und Reflexion in der Altentherapie in stationären Pflegeeinrichtungen, meine eigenen Weiterbildungen und meine Tätigkeit als Referentin in Aus-, Fort- und Weiterbildungen haben meinen Blick auf Altenpflege und Gerontopsychiatrie stark sensibilisiert. Unterstützt wurde dies immer durch die aktuellen Informationen aus den Medien.

Dazu gehört mein Lieblingsbuch „Das Herz wird nicht dement" von Udo Baer und Gaby Schotte-Lange (2013).

Die Weiterentwicklungen der Gesetzgebung in Deutschland wurden durch die Pflegestärkungsgesetze 1–3 von 2015 bis 2020 im elften Sozialgesetzbuch (SGB XI) ergänzt. Grundlage war der neu definierte Pflegebedürftigkeitsbegriff.

DEFINITION

Pflegebedürftig (...) sind Personen, die gesundheitlich bedingte Beeinträchtigungen der Selbständigkeit oder der Fähigkeiten aufweisen und deshalb der Hilfe durch andere bedürfen. Es muss sich um Personen handeln, die körperliche, kognitive oder psychische Beeinträchtigungen oder gesundheitlich bedingte Belastungen oder Anforderungen nicht selbständig kompensieren oder bewältigen können. Die Pflegebedürftigkeit muss auf Dauer voraussichtlich für mindestens sechs Monate und mit mindestens der in § 15 festgelegten Schwere bestehen. (SGB XI § 14 Absatz 1)

Diese Änderung war sowohl durch die demografische Entwicklung als auch die Anforderungen an die Pflege von Menschen mit Demenz notwendig geworden. Die Zunahme von Pflegebedürftigen mit eingeschränkter Alltagskompetenz zeigte immer deutlicher den ansteigenden Bedarf. Dazu zählt auch das „Neue Begutachtungsassessment" (NBA), welches in die neuen fünf Pflegegrade überführt, die vor allem Demenzerkrankungen und allgemein psychische Erkrankungen, wie z. B. Depression, stärker berücksichtigen.

Dieser Pflegebedürftigkeitsbegriff hat auch neue Wohn- und Lebensformen für Menschen mit Demenz entstehen lassen.

Pflegeeinrichtungen mit großen Stationen (teilweise bis zu 50 Bewohner) werden den Bedürfnissen und Pflegeintensitäten der derzeitigen Klientel nicht mehr gerecht. Die Bewohner in stationären Einrichtungen haben oft mehrfache körperliche, geistige und psychische Erkrankungen und damit hohe Pflegegrade. Sie brauchen individuelle, bedürfnisorientierte aktivierende Pflege und Betreuung. Der Anteil von Menschen mit Demenz in den klassischen Pflegeheimen nimmt zu, derzeit bis zu 70 % der Bewohner. Menschen mit Demenz brauchen für ihr „Personsein" wertschätzende, respektvolle Begegnungen sowie Geborgenheit in einem sicheren Umfeld. Ein Zuhause, wo sie ihren gewohnten Alltag (er)leben können. Neue methodische Ansätze sollen versandete Ressourcen wecken und stärken, so dass sie ihren vertrauten Alltag in ihrer neuen Umgebung leben können.

Die typischen Gruppenaktivierungen sind in vielen Pflegeeinrichtungen nicht mehr in der bisherigen Form möglich; der alte Mensch wird dabei häufig überfordert. Aber wie kann eine individuelle aktivierende Pflege und Betreuung aussehen?

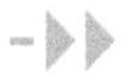

Stellen Sie sich vor, Sie sind als alter Mensch mit Demenz im Pflegeheim und werden einfach zu einer Aktivierung z. B. „Mandala ausmalen" mitgenommen, obwohl Sie das noch nie gemacht haben und auch nicht gern mögen. Sie können sich verbal nicht mehr äußern. Wie geht es Ihnen dabei? Fühlen Sie sich wertgeschätzt?

Sicherlich möchten Sie in einer pflegebedürftigen Situation nicht so betreut werden. Ihre Bedürfnisse, Ihre Ressourcen und Vorlieben sind durch Ihre langjährigen Erfahrungen geprägt. Vielleicht sind Sie krankheitsbedingt eingeschränkt und können vieles nicht mehr formulieren. Trotzdem wünschen Sie sich wertschätzende, kompetente Betreuung und Pflege.

Nur wer die theoretischen Grundlagen kennt, kann sie sinnvoll mit den erlernten methodischen Ansätzen verknüpfen. Dadurch erst können wir dem pflegebedürftigen Menschen mit seinen körperlichen, kognitiven und psychischen Beeinträchtigungen eine professionelle, personzentrierte Betreuung anbieten.

6.1 Eingeschränkte Alltagskompetenz

Welche Rolle spielt die eingeschränkte Alltagskompetenz als Symptom der Demenz (Kap. 2.1) bei einer individuellen Aktivierung?

DEFINITION

Von **eingeschränkter Alltagskompetenz** spricht man, wenn ein Mensch mit Demenz seine alltäglichen Aufgaben innerhalb seiner Kultur, seinen Bedürfnissen gemäß nicht mehr selbständig und unabhängig in einer eigenverantwortlichen Weise erfüllen kann. Der Mensch ist in erheblichem Maße auf Betreuung und Unterstützung angewiesen.

Um diesem Betreuungsbedarf Rechnung zu tragen, erhalten die Betroffenen besondere Unterstützung von der Pflegeversicherung.

Laut SGB XI ist die Feststellung des Vorliegens von Pflegebedürftigkeit oder einer erheblich eingeschränkten Alltagskompetenz erforderlich, um eine Anspruchsberechtigung auf Leistungen zu erwerben (SGB XI § 45a und § 140).

Zum 1. Januar 2017 wurde durch das Zweite Pflegestärkungsgesetz im SGB XI der neue Pflegebedürftigkeitsbegriff und dazu ein neues Begutachtungsinstrument (NBA) mit fünf Pflegegraden eingeführt.

Die Selbständigkeit eines Menschen ist somit das Maß für die Einschätzung der Pflegebedürftigkeit. Seine Ressourcen und Fähigkeiten stehen im Mittelpunkt der Begutachtung und werden differenzierter als bisher betrachtet.

Die Gutachterinnen und Gutachter der Medizinischen Dienste vollziehen diese Begutachtung, deren Richtlinien bundesweit nach einheitlichen Kriterien sicherzustellen sind. Die kognitiven und kommunikativen Fähigkeiten bei Demenz (eingeschränkte Alltagkompetenz), die Verhaltensweisen und psychischen Problemlagen werden nun professioneller und differenzierter betrachtet.

Die nachstehenden Kriterien der kognitiven und kommunikativen Fähigkeiten bieten einen kleinen Einblick in die Begutachtungsmerkmale des MDK (Medizinischen Dienstes der Krankenversicherung):

Kognitive und kommunikative Fähigkeiten

- Erkennen von Personen aus dem näheren Umfeld
- örtliche Orientierung
- zeitliche Orientierung
- Erinnern an wesentliche Ereignisse oder Beobachtungen
- Steuern von mehrschrittigen Alltagshandlungen
- Treffen von Entscheidungen im Alltag
- Verstehen von Sachverhalten und Informationen
- Erkennen von Risiken und Gefahren
- Mitteilen von elementaren Bedürfnissen
- Verstehen von Aufforderungen
- Beteiligen an einem Gespräch

Verhaltensweisen und psychische Problemlagen:

- motorisch geprägte Verhaltensauffälligkeiten
- nächtliche Unruhe
- selbstschädigendes und autoaggressives Verhalten
- Beschädigen von Gegenständen
- physisch aggressives Verhalten gegenüber anderen **Personen**
- verbale Aggression
- andere pflegerelevante vokale Auffälligkeiten
- Abwehr pflegerischer oder anderer unterstützender **Maßnahmen**
- Wahnvorstellungen
- Ängste
- Antriebslosigkeit bei depressiver Stimmungslage
- sozial inadäquate Verhaltensweisen
- sonstige pflegerelevante inadäquate Handlungen

(Richtlinien des GKV-Spitzenverbandes zur Feststellung der Pflegebedürftigkeit, XI. Buch des Sozialgesetzbuches)

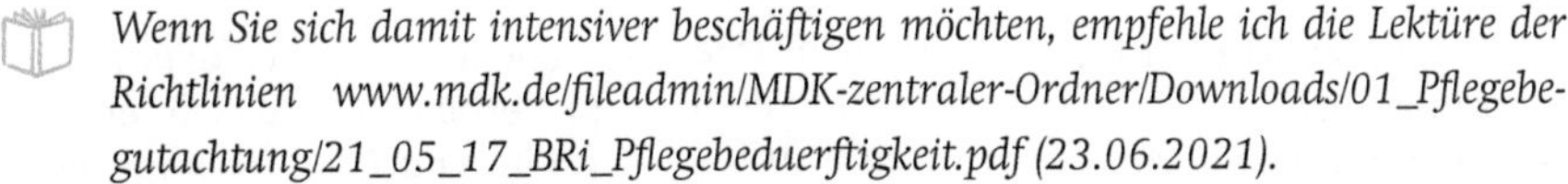

Wenn Sie sich damit intensiver beschäftigen möchten, empfehle ich die Lektüre der Richtlinien www.mdk.de/fileadmin/MDK-zentraler-Ordner/Downloads/01_Pflegebegutachtung/21_05_17_BRi_Pflegebeduerftigkeit.pdf (23.06.2021).

6.2 Bedarfsanalyse der sozialen Betreuung

Unsere Aufgabe in der Pflege und Betreuung von Menschen mit Demenz ist die individuelle Bedarfsermittlung, welche Bedürfnisse selbst nicht mehr erfüllt werden können. Zahlreiche einfache und komplexe Assessmentinstrumente und (Er-)Kenntnisse stehen uns mittlerweile für eine kompetente personzentrierte Interaktion zur Verfügung. Diese können wir zur Ursachenklärung bei Verhaltensauffälligkeiten nutzen – man spricht sehr schnell von „herausfordernden Verhalten" – die häufig entstehen, wenn ein Bedürfnis nicht erkannt und erfüllt wurde. An Frau Zimmers Beispiel lassen sich erneut die Zusammenhänge verdeutlichen.

Tab. 6.1: Wichtige Einflussfaktoren der Bedarfsanalyse bei Frau Zimmer

Einflussfaktoren	Verhalten	mögliche Gründe für das Verhalten / die Gefühle	fachliche Hinweise
Biografie – half ihrer Mutter im Haushalt in einer kleinen Landwirtschaft – Kriegstraumata, verlor ihren Ehemann – Auswanderung aus Litauen mit 2 Kindern – Sohn starb recht früh – Hat 3 Enkel, 4 Urenkel – strickt gerne – liest gerne – spielt gerne Karten und Brettspiele – besuchte gerne Gottesdienste	– gewohnte Mahlzeiten – erhält sie die Mahlzeiten nicht zeitgerecht, klopft sie mit ihrem Stock und ruft „Eva" strickt noch gerne Socken	– Prägung der Lebensform, feste Strukturen – Angst, jemanden zu verlieren – Angst, allein zu sein – braucht Beschäftigung	– Sie braucht Geborgenheit und ein Zuhause – Erfüllung der Bedürfnisse nach gewohnten Strukturen und nach Beschäftigung und Kontakt
Demenz – eingeschränkte Alltagskompetenz – Alzheimer-Demenz 2. Grades – Tochter versorgt sie liebevoll – Tochter bietet Beschäftigung an	– braucht ihre Armbanduhr – keine auffälligen Verhaltensweisen – achtet auf Pünktlichkeit	– braucht Sicherheit für ihre noch vorhandenen Ressourcen	– Erfüllung des Orientierungsbedürfnisses – wertschätzender Umgang – Personsein

Einflussfaktoren	Verhalten	mögliche Gründe für das Verhalten / die Gefühle	fachliche Hinweise
Umfeld – wohnt bei der Tochter und braucht Unterstützung im Alltag	– braucht ihren Ohrensessel und die bunte Fußbank	– gibt ihr Sicherheit, „es ist noch meins“ – Erinnerung	

Situationen wie Wahnvorstellungen, Nahrungsverweigerung, depressive Krisen und Aggressionen können uns an Grenzen bringen. Wir können sie aber als Zeichen sehen, dass der Mensch mit Demenz ein Bedürfnis hat, das nicht mehr formuliert werden kann.

TIPP

Nehmen Sie sich Arbeitsblatt 3 aus dem Onlinematerial und machen Sie sich kurze Notizen. Diese bewusste Bearbeitung hilft Ihnen, den Bedarf für Ihren Menschen mit Demenz zu ermitteln und somit diese „angespannte Situation“ für den betroffenen Menschen und Sie selbst zu erleichtern oder eine Intervention zu nutzen.

6.3 Sogenanntes herausforderndes Verhalten

Der Begriff „herausforderndes Verhalten“ wird auf Menschen mit Demenz im Pflege- und Betreuungsalltag sehr häufig angewandt. „Herausfordernd“ hört sich aber recht beängstigend an. Um zu verstehen, was gemeint ist, könnte man nach einem möglichen Gegenteil fragen: **„Was ist normales Verhalten?“** (Über das Normalitätsprinzip haben Sie bereits in Kap. 1 gelesen.) Normalität beschreibt Dinge, Zustände oder Verhalten, die der Norm entsprechen und die nach der allgemeinen Meinung als das Übliche, Richtige gelten; so formuliere ich es frei in Anlehnung an ein Wörterbuch.

Der Begriff „herausforderndes Verhalten“ stammt ursprünglich aus der Behindertenhilfe und wurde mit dem Projekt „Entwicklung standardisierter Rahmenempfehlungen zur Weiterentwicklung und Sicherung einer qualifizierten Pflege für demenziell Erkrankte“ auf pflegerische Langzeitversorgung von Menschen mit Demenz übertragen. (MDS 2019, 36)

Seit 2019 soll der Expertenstandard „Beziehungsgestaltung in der Pflege und Versorgung von Menschen mit Demenz“ in dem Pflegealltag etabliert werden. Dort spricht man nicht mehr von herausforderndem Verhalten, sondern von **aufforderndem Verhalten**. Der Mensch mit Demenz äußert verbal oder nonverbal ein Bedürfnis. Seine Aufforderung wird nicht verstanden. Sein unerfülltes Bedürfnis bleibt. Er sucht einen anderen Weg, Aufmerksamkeit zu bekommen, er klopft mit der Hand auf den Tisch oder ruft dauernd *hallo, hallo* oder *Hilfe, Hilfe*. Diese Situation kann zu einer Anspannung auf beiden Seiten führen und womöglich eskalieren. Verbale oder nonverbale Verhaltensweisen wie z. B. Schreien, Gegenstände werfen, Schlagen, ... fordern dringend zur Reaktion auf. Was kann dahinterstecken?

Vielleicht möchte der Mensch mit Demenz einfach etwas mitteilen, wozu er verbal nicht mehr in der Lage ist. Vielleicht hat er Hunger oder Durst, braucht körperliche oder emotionale Zuwendung oder er möchte in Ruhe gelassen werden.

Wir berücksichtigen nun die **personzentrierte Perspektive der psychischen Bedürfnisse**. Der Mensch hat ein Bedürfnis und kann es verbal nicht äußern. Nun versucht er sich so zu verhalten, dass er dieses Bedürfnis erfüllt bekommt. Er **fordert** sein Gegenüber **auf,** herausfinden, was sich hinter seinen Botschaften verbirgt.

ZUSAMMENFASSUNG

„Herausforderndes Verhalten“ ist für den Nichtbetroffenen häufig ein Problem, etwa wenn der Bewohner dauernd „Hallo ... hallo ... hallo ...“ ruft. Sie fragen nach, was er denn möchte – er kann es Ihnen nicht sagen. Sein Bedürfnis wird nicht gestillt. Er ruft weiter: Hallo ... hallo ..., vielleicht noch lauter. Den Nichtbetroffenen nervt es zunehmend, er fühlt sich evtl. ohnmächtig. Wessen Problem ist es in dem Moment? Die des Nichtbetroffenen, solange er seine Handlungs- und Haltungskompetenz nicht nutzt.

Aufforderndes Verhalten ist für den Nichtbetroffenen ein geringeres Problem, da er das Rufen als einen Bedürfnisruf aufnimmt. Jetzt ist es die Aufgabe, das Bedürfnis herauszufinden und individuell angepasst zu handeln. Mit guter Beobachtung und bei Kenntnis der Vorlieben und Ressourcen des Betreffenden kann er das Bedürfnis stillen. Vielleicht braucht dieser passende „Beschäftigung“, die ich ihm verbal und nonverbal anbiete. Dadurch fällt die Notwendigkeit zu rufen weg, der Bewohner fühlt sich wahrgenommen und verstanden. Eine Beziehung ist aufgebaut, er hat sich als wirksam erlebt, kann nun etwas tun, sein Selbstwertgefühl wird gestärkt.

6.4 Interventionsmöglichkeiten bei Demenz

Wenn Sie nun Situationen als **aufforderndes** Verhalten erkennen, werden Sie sehr schnell Interventionsmöglichkeiten daran knüpfen können. Die theoretischen Hintergründe der Demenz sind bekannt und die individuellen Bedürfnisse durch die Biografiearbeit geklärt. Nun können Sie mit den folgenden Grundhaltungen, Interventionen und konkreten Handlungen weiterarbeiten.

DEFINITION

Intervention bezeichnet den Eingriff in ein Geschehen, bzw. die Einflussnahme auf ein System, mit dem Ziel etwas zu verändern, zu verbessern oder zu bewegen.
Psychosoziale Interventionen fördern die kognitive Leistungsfähigkeit durch Stimulation und kognitives Training, stützen das emotionale Wohlbefinden, mildern Verhaltenssymptome und tragen zur Aufrechterhaltung der Funktionsfähigkeit im Alltag bei.

Wichtige Grundhaltungen bei Interventionen sind:

- **Kommunikation nach Carl Rogers:** Carl Rogers (Vertreter der humanistischen Psychologie) wurde 1902 in Oak Park/USA geboren und starb 1987 in La Jolla/USA. Er fordert für seine klienten- oder auch personzentrierte Gesprächsführung eine Grundhaltung der gleichberechtigten Beziehung. Dazu zählt er drei Merkmale:
  - **Kongruenz** (Echtheit): sich unverfälscht und transparent zeigen und sich in der Beziehung auf die Ebene des Gegenübers einstellen.
  - Positive Wertschätzung heißt Akzeptanz der Person. Wir begegnen der Person mit unbedingter Wertschätzung und positiver Einstellung.
  - Empathie heißt, sich sensibel in die Wahrnehmungsweise der Person einzufühlen.
- **Personzentrierter Ansatz nach Tom Kitwood:** Bedürfnisse erkennen und erfüllen (siehe dazu Kap. 3).
- **Bezugspflege und Bezugsbetreuung:** Die Bezugspflege ist ein Pflegesystem, in dem eine Pflegekraft die gesamte Pflege für eine feste Gruppe von Bewohnern übernimmt (pqsg.de, 15.07.2021). Diese Mitarbeiterin ist zuständig für die Pflegeplanung, definiert die Pflegeziele, wählt die dafür notwendigen Maßnahmen aus und überprüft deren Wirksamkeit. Der Bewohner erlebt eine hohe Kontinuität bei der Versorgung, was in der Betreuung auch sehr sinnvoll ist.

Pflegestandards dienen zur Qualitätssicherung in der professionellen Pflege. Vor allem die sog. Expertenstandards haben sich in Deutschland als verpflichtende Normen etabliert. Das Deutsche Netzwerk für Qualitätsentwicklung in der Pflege (DNQP), ein Zusammenschluss von Pflegefachexperten, definiert seit 1999 verpflichtende Standards zu speziellen Pflegegebieten: www.dmrz.de/wissen/ratgeber/aktuelle-pflegestandards, 16.07.2021.

- **Ressourcen** erkennen und gewohnte Aktivitäten des alltäglichen Lebens anbieten.
- **Validation nach Naomi Feil:** Naomi Feil, geboren 1932 in München, wuchs in Cleveland, Ohio auf. Ihr Vater leitete ein Altersheim, ihre Mutter arbeitete dort als Sozialarbeiterin. So war sie als Kind schon sehr häufig mit alten Menschen in Kontakt. Als Gerontologin entwickelte sie von 1960 bis 1980 das Validationskonzept, nachdem sie erkannt hatte, dass das Realitätsorientierungstraining (ROT) – Ziel ist die Verbesserung von Orientierung und Gedächtnis sowie Erhaltung der persönlichen Identität – *unrealistisch* ist. Das Validationskonzept baute sie auf der personzentrierten Gesprächsführung nach Rogers auf. Validation lässt die innere Erlebniswelt des alten Menschen mit Demenz gelten. Naomi Feil fordert zu dem Versuch auf, *„in den Schuhen des anderen" zu gehen.* Empathie und Anerkennung gehören dabei zur Grundhaltung. Naomi Feil starb am 24.12.2023.

Wichtige methodische Interventionsansätze sind (s. a. Kap. 8):

- Biografiearbeit
- Erinnerungsarbeit
- Ernährung / gewohnte Esskultur
- hauswirtschaftliche Tätigkeit
- handwerkliche Tätigkeiten insbesondere für die Männer
- Bewegung in der Wohngruppe
- Singen und Musiktherapie
- Milieugestaltung
- Orientierungshilfen und gewohnte Tagesstrukturen
- Gartentherapie / Naturerleben
- Aromatherapie und Basale Stimulation
- Tiergestützte Therapie
- Kunsttherapie
- Feste feiern
- Spirituelle Interventionen
- Angehörige

Fachliche Interventionen

- Beratungen (Hilfsangebote und Wohnraumgestaltung)
- Fachkräfte der Gerontopsychiatrie
- regelmäßige Fallbesprechungen
- Bildungsangebote

Folgende Handlungen können erfahrungsgemäß das Wohlbefinden eines Menschen mit Demenz stärken:

- Begrüßung per Handschlag und in der Muttersprache, Mundart oder Dialekt mit beiderseitigem Blickkontakt;
- Kommunikation über bedeutsame biografische Ereignisse;
- Tränen ggf. einfach zulassen, „Sie dürfen weinen";
- Sprichwörter und Redewendungen nutzen;
- über bekannte Lieder (singend oder summend) Körperkontakt aufnehmen;
- gewohnte Rituale einsetzen (z.B. Abendgebet);
- kurze, einfache Sätze sprechen;
- kurzschrittige Anleitungen geben (ist die Anleitung durchgeführt, dann erst die nächste Anleitung geben);
- bekannte Bilder, Gegenstände im Zimmer als Schlüsselreize nutzen, um Beziehung aufzubauen;
- bekannte, beliebte Musik einsetzen als Beziehungsgestaltung, um eine pflegerische oder bedürfnisorientierte Maßnahme durchzuführen;
- Fingerfood anbieten;
- Puppen, Kuscheltiere, bekannte Wahrnehmungsreize einsetzen, um Sicherheit zu geben.

7 Wohn- und Lebensformen für Menschen mit Demenz

Die stationäre Wohnform und die ambulante Pflege, ambulante Betreuung, Tagespflege, Verhinderungspflege (Urlaubs-/Krankheitsvertretung) und Kurzzeitpflege haben sich in Deutschland schon etabliert.

Die neuesten Wohn- und Lebensformen, wie das Wohngruppen- oder Hausgemeinschaftsprinzip möchte ich speziell aufgreifen. Diese sind aus meiner Sicht die Zukunft der professionellen Pflege und Betreuung von Menschen mit Demenz nach dem Konzept der Milieutherapie.

> *„Eine Wohnform, die sich immer größerer Beliebtheit erfreut, sind ambulant betreute Wohngruppen, sogenannte Pflege-Wohngemeinschaften oder kurz Pflege-WGs. Sie bieten die Möglichkeit, zusammen mit Gleichaltrigen zu leben und gemeinsam Unterstützung zu erhalten – ohne auf Privatsphäre und Eigenständigkeit zu verzichten. Die Bewohnerinnen und Bewohner einer Wohngemeinschaft leben in eigenen Zimmern, in die sie sich jederzeit zurückziehen können. Gleichzeitig besteht aber auch die Möglichkeit, in Gemeinschaftsräumen gemeinsame Aktivitäten durchzuführen." (Bundesministerium für Gesundheit 2019, 82f)*

Diese Wohngruppen sind somit anders gebaut und anders organisiert für pflegebedürftige und/oder Menschen mit Demenz. Jeder Bewohner hat sein eigenes Wohn-/Schlafzimmer und kann darüber hinaus alle Gemeinschaftsflächen der Wohngruppe (Wohnküche, Flure, Nischen, Garten, Terrasse) nutzen. Das Gemeinschaftsleben spielt sich vor allem „rund um den Herd" in der Wohnküche der Wohngruppe ab.

Die Bewohner beteiligen sich – wenn sie denn können und mögen – an den alltäglichen Aktivitäten in der Küche, wie Tisch decken, abräumen, fegen …. Oder sie sitzen ganz einfach dabei und nehmen das Leben in der Wohnküche in sich auf. So wird der gewöhnliche Alltag mit seinen aus früheren Tagen vertrauten Bewegungsabläufen, Geräuschen und Gerüchen zur Stimulanz angeboten. Die überschaubaren, eher kleinen Räume ermöglichen eine wesentlich bessere Orientierung und sorgen für Sicherheit, Geborgenheit und Lebensqualität.

Das Leben in familienähnlichen Strukturen wird von festen Bezugspersonen (Mitarbeiterinnen und Mitarbeitern einer Wohngruppe) begleitet. Eine wertschätzende „sinnvolle Aktivierung" soll ein würdevolles psychosoziales Miteinander für alle Menschen bieten!

8 Methodische Ansätze in der Alltagsbetreuung Schritt für Schritt

Das 6-Phasen-Modell (Abb. 8.1) bietet eine weitere „Gebrauchsanweisung" für einen professionellen individuellen Betreuungsplan und Betreuungsprozess. So können Sie individuelle Alltagsbetreuung und Aktivierung gewährleisten.

1. Informations-
sammlung
(Anamnese,
Biografie)
2. Erkennen von
Problemen und
Ressourcen des
Klienten
3. Festlegung der
Betreuungsziele
4. Planung der
Betreuung
(Methodische
Ansätze)
5. Durch-
führung
(Kleingruppe,
Einzelbetreuung,
Wohngruppe ...)
6. Beurteilung
der Wirkung
durch die Doku-
mentation

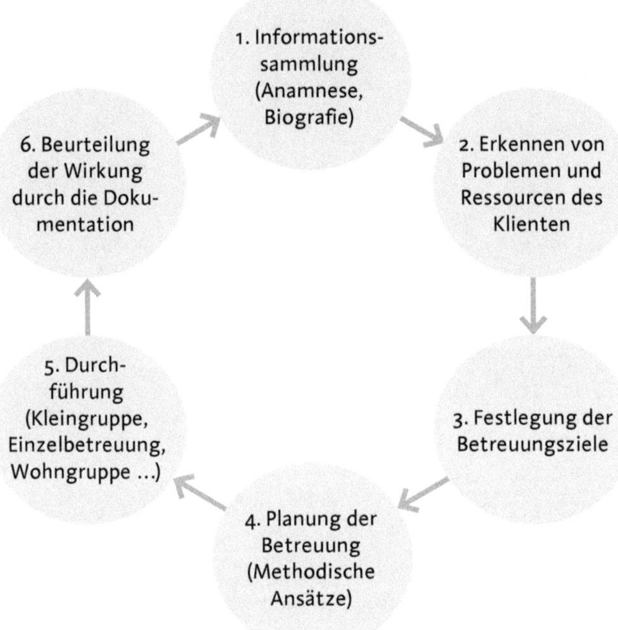

Abb. 8.1: Betreuungsprozess nach dem 6-Phasen-Modell

Zunächst benötigen Sie eine Informationssammlung zu Anamnese und Biografie Ihres Klienten. Daraus ermitteln Sie die Ressourcen (dazu gehören die vorhandenen Fähigkeiten, die Vorlieben und Interessen) und Probleme. Aus dieser Gegenüberstellung leiten Sie Betreuungsziele ab (3.) und planen Sie passende Maßnahmen der Alltagsbetreuung und Aktivierung (4.).

„Wenn Ressourcen und Fähigkeiten des Einzelnen, aber auch der Grad seiner Abhängigkeit von fremder Hilfe und Unterstützung bei den einzelnen Aktivitäten noch genauer betrachtet werden, kann er noch besser in seiner Individualität gewürdigt und durch zielgerichtete tagesstrukturierende Maßnahmen bei der Bewältigung des Alltags unterstützt werden." (Friese 2017, 13)

Nun folgt die Durchführung (5.), beginnend mit verbalem und/oder nonverbalem Kontakt zum Klienten unter Berücksichtigung der wertschätzenden, empathischen Beziehungsaufnahme und Information und Einladung zu diesem geplanten Vorhaben.

Im Vorfeld haben Sie den Ort und den Termin geplant und vorbereitet. Die Zeitspanne hängt vom körperlichen, geistigen und seelischen Befinden des Klienten ab. Dabei stellt sich auch die Frage, ob der Klient gruppenfähig oder ob eher eine Einzelaktivierung angezeigt ist. Achtung: nicht überfordern; wählen Sie achtsam aus der Spannbreite von der 10 – Minuten-Aktivierung bis zu maximal 50 bis 60 Minuten aus.

Bei der persönlichen Begrüßung immer mit Namen ansprechen, die Hand reichen oder eine Initialberührung an der Schulter machen und Blickkontakt herstellen. Dabei ist es wichtig, sich auf die Ebene des Klienten zu begeben (Achtung: nicht von oben herab anschauen). Mein Ziel ist es, eine gute Beziehung aufzubauen. Also stelle ich mich vor, zeige ihm eine wertschätzende Haltung und frage nach seinem Befinden.

Nun stelle ich dem Klienten mein Angebot vor und frage ihn, ob er dies mit mir machen möchte. Während der Aktivierung ist es wichtig, dass er diese möglichst selbständig in seinem Tempo durchführt. Ganz nach dem Motto von Maria Montessori „Hilf mir, es selbst zu tun" (Kap. 8.10) beobachte ich, stärke und lobe den Klienten und entscheide nach Rücksprache mit ihm, wann die Aktivierung beendet werden kann.

Danach verabschiede ich mich persönlich mit namentlicher Ansprache, Händedruck sowie Blickkontakt und bedanke mich für die gemeinsame Zeit. Ich frage wiederum nach seinem momentanen Befinden und vereinbare einen neuen Termin. Eine abschließende Dokumentation und Reflexion ist wichtig und gewährleistet die Qualität der Betreuungsarbeit.

Die nachfolgenden Formulierungshilfen sollen hierzu Zeit einsparen, die häufig in der Praxis fehlt. Je häufiger Sie die Planung durchführen, umso leichter fällt Ihnen auch die Formulierung.

Einschränkungen und Probleme (Phase 1 und 2)

- kann seinen Tagesablauf nicht selbständig gestalten;
- kann wichtige Tätigkeiten (Haushaltsführung) nicht mehr ausführen;

- kann nicht konzentriert bei einer Aufgabe bleiben;
- reizarme Umgebung, Antriebslosigkeit;
- fehlende Motivation trotz Anregung;
- verminderter Antrieb;
- Wahrnehmung eingeschränkt;
- Selbststimulierung mit ungeeigneten Gegenständen.

Ressourcen bei Demenz (Phase 2)

- kann sich für kurze Zeit aufs Beschäftigungsangebot konzentrieren;
- hilft beim Abräumen des Geschirrs und legt die Wäsche zusammen;
- nimmt am Singnachmittag teil, singt gerne bekannte Volkslieder;
- betet mehrmals am Tag das Vaterunser;
- nimmt einmal pro Woche am Gottesdienst teil;
- kann (mit Unterstützung) Gartenarbeit am Hochbeet durchführen.

Zielformulierungen (Phase 3)

- hat keine Berührungsängste gegenüber Bewohnern oder Pflegepersonal;
- kann sich mit Hilfestellung fortbewegen;
- vorhandene Fähigkeiten erhalten und fördern;
- äußert Freude an Beschäftigung und Aktivitäten;
- nimmt an Beschäftigungsangeboten teil;
- hat Kontakte zu Mitbewohnern / Angehörigen / etc.;
- beschäftigt sich seinen Fähigkeiten entsprechend;
- ist mit dem Tagesablauf zufrieden;
- erlebt den Tagesablauf als sinnvoll;
- hat ein Erfolgs- und Gemeinschaftserlebnis;
- zeigt Zufriedenheit und Wohlbefinden;
- ist entscheidungsfreudig;
- fühlt sich in der Gruppe wohl.

Maßnahmen bei Demenz (Phase 4)

- Zeitung bereitlegen
- Begrüßen und Verabschieden mit den gleichen Worten
- Information über Feste
- Kontakte zu anderen Bewohnern fördern
- Begleitung zu Beschäftigungsangeboten
- wohnbereichsbezogene Aufgaben (Tisch decken)
- Fotoalbum bereitlegen
- Begleitung bei Spaziergängen
- individuelle Rituale ermitteln und anbieten

- Bedürfnisse ermitteln
- gewohnte Tagesstruktur erleben lassen

Dokumentation (Phase 6)
Dabei werden Inhalte des Prozesses der Intervention dargestellt und ausgewertet.

- Wichtig: Beschreiben Sie, was Sie genau gemacht haben (z. B.: Zeitung vorlesen) und wie sich der Klient dabei gefühlt hat.
- Der Klient hörte beim Vorlesen der Tageszeitung aufmerksam zu und zeigte bei gezielten Fragen Interesse.

Im Onlinematerial finden Sie ein Musterformular für die Dokumentation der 6 Phasen des Betreuungsprozesses.

8.1 Erinnerungsarbeit

DEFINITION

Erinnerungsarbeit ist eine wichtige, sehr effektive Methode der Biografiearbeit mit demenziell Erkrankten, die am besten mit Bezug auf deren eigene Biografie durchgeführt wird. Ihr Ziel ist es, die Verbindung zur Außenwelt aufrechtzuerhalten und die Situation der Gegenwart besser zu gestalten.

Durch Wahrnehmungsangebote sollen Dinge aus der Lebensgeschichte wiedererkannt (oder wieder gespürt) und Erinnerungen geweckt werden. Diese Anregungen für Körper, Geist und Seele tun gut, der Mensch fühlt sich damit sicher und kompetent. Erinnerungsarbeit kann sowohl in Einzelbetreuung als auch in Kleingruppen durchgeführt werden.

Allgemeine Ziele der Erinnerungsarbeit (Phase3)

- Ressourcen werden geweckt. Dadurch erleichtert sich die Gestaltung der gegenwärtigen Situation.
- Kontakt zum gelebten Leben
- Stärkung des Selbstbewusstseins durch Benennen eigener Stärken
- Aktivierung von Sprache, Langzeitgedächtnis
- Stärkung der Wahrnehmung
- Förderung sozialer Kontakte

- Beziehungsgestaltung
- Stärkung des Wohlbefindens und der Lebensfreude

Wichtige Elemente sind (Phase 4 und 5):

- Schaffung einer angepassten Atmosphäre durch Einrichten eines geschützten Raumes ähnlich z.B. einer guten alten Stube, einer Sitzecke mit alten, wiedererkennbaren Möbeln oder dem eigenen Zimmer. Dort fühlt er sich wohl.
- Beobachtung des Gefühlszustands: eine depressive Gefühlslage kann sich negativ auswirken und erfordert eine gute, möglichst stetige Beziehungsarbeit. Eine freudige, ausgeglichene Stimmung wirkt sich positiv aus. Lachen ist gesund!
- Anbieten von sozialen Kontakten
  - Bei einem „Erzählcafé" oder Kaffeeklatsch können bekannte Themen wie die Schulzeit aufgegriffen werden. Erinnerungen werden wachgerüttelt.
  - Es kann aus Lieblingsbüchern vorgelesen werden
  - Bekannte Lieder der Kindheit gemeinsam singen.
  - Geschichte des Geburtsortes aufgreifen und mit Fotos/Bildern verstärken. Häufig hängen Fotos im Bewohnerzimmer; bei einer Einzelbetreuung lässt sich das Fotoalbum nutzen.
  - Alte bekannte Spiele spielen wie „Mensch ärgere dich nicht".
- Einsatz von Alltagsgegenständen: nach dem Ansatz der 10-Minuten-Aktivierung (Schmidt-Hackenberg 1996, vgl. Kap. 8.2).
- Nutzen biografisch wichtiger Orte.
  - Die eigene Wohnstube daheim (in der ambulanten Betreuung) ist ein Ort der Erinnerung mit zahlreichen alten, bekannten Dingen, die genutzt werden sollten.
  - In der ambulanten Betreuungsarbeit kann ein Besuch in der Dorfkirche gemacht werden.
  - Postkarten und Fotos vom Heimatdorf einsetzen.
  - Der eigene Garten weckt viele Erinnerungen, weckt und stärkt motorische Fähigkeiten durch bekannte Gartenarbeit.
  - Bekannte Gerüche aus dem Garten bieten Wahrnehmungsreize, das frischgemähte Gras, die Lieblingsrose, Kräuter und vieles mehr.
- Gutes Zuhören;
  - Schlüsselwörter nutzen;
  - Sprachgewohnheiten, Sprachrhythmus und Wortmelodie aufgreifen und spiegeln;
  - bekannte Redewendungen zum Erinnern nutzen;
  - Zwillingswörter (auf Biegen und Brechen, über Stock und Stein, …) nutzen.

- Betrachten alter Fotos: Fotoalben und Poesiealben gemeinsam anschauen und sich erzählen lassen; Fotos bitte, wenn möglich, von Angehörigen beschriften lassen.

> Keine Über- oder Unterforderung:
>
> **Überforderung** erkennt man an Desinteresse, der Bewohner will heim oder er steht auf und geht.
>
> **Unterforderung** erkennt man durch Äußerungen wie
> - das ist doch Kinderkram
> - ich gehe jetzt, dazu habe ich keine Lust
> - was soll denn das ...?
>
> In der **Gruppenaktivierung** bitte darauf achten, dass jeder nur das sagt, was er sagen möchte (das ist vorab ein wichtiger Hinweis an die Beteiligten).

So kann Erinnerungsarbeit nach dem 6-Phasen-Modell konkret ablaufen:

Informationssammlung (Phase 1)

BEISPIEL

Herr Weber, ein sehr adretter älterer Herr, lebt in einem klassischen Pflegeheim. Sein Einzug dort erfolgte wegen eingeschränkter Alltagskompetenz. Er ist aufgrund körperlicher Einschränkung an den Rollstuhl gebunden. Durch seine fortgeschrittene Alzheimer-Demenz kann er sich verbal nicht mehr äußern. Nonverbal zeigt er aber deutliche Neugier, ist gern unter Menschen und beobachtet lächelnd, was in seinem Umfeld so passiert. Er genießt Kaffee und Kuchen.

Er war beruflich als Abteilungsleiter in einem Amt tätig und legt noch heute viel Wert auf adrette Kleidung. Seine einzige Tochter erzählte mir, dass er als junger Mann gerne Hüte trug. „Ohne Hut gehe ich nicht aus dem Haus", habe er immer gesagt. Weiter hat er sich sehr für Geografie interessiert, und wenn die Zeit es zuließ, ist er mit seiner Ehefrau gerne gereist. Diese ist jedoch vor drei Jahren plötzlich verstorben.

Herr Weber sitzt während des Tages gern im Speiseraum an seinem Tisch mit zwei weiteren Bewohnern. Man beobachtet, dass sie gut miteinander auskommen.

Tab. 8.1: Ressourcen und Probleme von Herrn Weber

Ressourcen Herr W.	Probleme Herr W.
kontaktfreudig	immobil
interessiert	Sprachverlust
neugierig	Ehefrau vor drei Jahren gestorben
adrette Kleidung	eingeschränkte Alltagskompetenz
trug gerne Hüte	
isst gerne selbständig Kuchen	
trinkt gerne Kaffee	
hat eine Tochter	
war Abteilungsleiter in einem Amt	
interessierte sich für Geografie	
reiste gerne mit seiner Frau	

Ziele (Phase 3)

- Herr Weber hat Kontakt zu Mitbewohnern.
- Herr Weber beschäftigt sich seinen Fähigkeiten entsprechend.
- Herr Weber erlebt den Tagesablauf als sinnvoll.
- Herr Weber zeigt Zufriedenheit.

Methode (Phase 4)

Tab. 8.2: Interventionsbeispiel für Herrn Weber

Angebot	Motivation/ Kommunikation	Raum	Zeit
Erinnerungsarbeit durch einen Klappzylinder, den Chapeau Claque	– verbale Begrüßung mit Blickkontakt zu allen Herren am Tisch – mitgebrachter Zylinder als Trigger	Besuch am Tisch	10 Minuten

Für eine Kurzaktivierung mit Herrn Weber kann man seine Vorliebe für Hüte aufgreifen und sich mit einem Hut (z. B. einem Klappzylinder) zu ihm und seinen beiden Mitbewohnern nach dem Kaffee an den Tisch im Speiseraum setzen, wenn es dort ruhig geworden ist. Herrn Webers Kontaktfreudigkeit erlaubt es, seine ebenfalls am Tisch sitzenden Mitbewohner einzubeziehen.

Durchführung (Phase 5)

Begrüßung: Zunächst nehme ich Kontakt zu Herrn Weber auf seiner Ebene auf und sehe ihn an, so dass ich erkennen kann, ob er mich wahrnimmt. Ich spreche ihn mit Namen an und stelle mich vor. „Schön, dass Sie mich so freudestrahlend begrüßen. Freue mich, Sie wiederzusehen" sind z. B. passende, wertschätzende Worte.

Hauptteil: Nun informiere ich ihn, dass ich etwas Besonderes mitgebracht habe und ihm zeigen möchte. Ich lege die Hutschachtel auf den Tisch, frage ihn, ob er Interesse hat. Er blickt auf die Hutschachtel und greift danach (ein Zeichen, dass er interessiert ist).

Ich schiebe die Hutschachtel näher zu ihm hin, so dass er sie selbst öffnen kann. „Öffnen Sie ruhig die Schachtel", verstärke ich verbal.

Mit strahlenden Augen öffnet er die Schachtel und nimmt den Zylinder heraus. Ich bemerke sein Interesse und seine Freude. Ich lasse diese selbständige Phase ein paar Minuten zu. Dabei merke ich, dass er nicht weiß, wie man den Zylinder aufklappt.

Ich biete ihm meine Hilfe an und zeige ihm, mit welcher Bewegung der Zylinder seine Form annimmt. Er greift zu dem Hut und setzt ihn selbständig auf.

Dabei beobachten seine Tischnachbarn neugierig, was da so passiert, und geben Kommentare weiter: „Das steht Ihnen aber sehr gut", „Das sieht ja elegant aus"!

Ich beobachte strahlende Gesichter. Dann sage ich Herrn W: „Ja, der Zylinder steht Ihnen sehr gut. Sie haben früher sicherlich häufig einen Hut getragen!" Herr Weber antwortet mit einem deutlichen: „Ja".

Abschied: Ich leite die Verabschiedung mit einem Satz ein: „Alles hat leider ein Ende …" und bitte ihn, mir den Hut wiederzugeben, da ich noch einen anderen Herrn besuchen muss. Ich weise aber auf den nächsten Termin hin, wann ich ihn wieder besuche. „Dann bringe ich den Hut wieder mit."

Ich verabschiede mich mit einem Händedruck, halte Blickkontakt und bedanke mich für die schöne Zeit mit ihm und gleichzeitig auch bei den Tischnachbarn.

Dokumentation (Phase 6)

- Die Dokumentation ist ein Instrument zur Qualitätssicherung. Dabei werden Inhalte des Prozesses der Intervention dargestellt und ausgewertet.
- „Herr Weber hat auf verbale und nonverbale Erinnerungsreize (Zylinder) sehr erfreut reagiert und selbständig den Zylinder aufgesetzt. Auf eine Frage, ob er früher gerne Hüte getragen habe, antwortete er mit Ja."

Planungshilfen

Durch die positive Erfahrung sollte dieses Angebot in die Betreuungsplanung fest integriert werden, so dass alle Mitarbeiter, aber auch Angehörige diesen Zylinder nutzen können. Eine weitere Möglichkeit wäre es, mit der Tochter zu sprechen und nach noch vorhandenen Hüten von Herrn Weber zu fragen, die sie gerne mitbringen sollte.

Ein weiterer methodischer Ansatz wäre, eine „Schatzkiste" für Herrn Weber zu bestücken (vgl. dazu Kap. 8.3).

Schauen Sie, welche Gegenstände, Bilder oder Bücher in den Bewohnerzimmern stehen, und nutzen Sie diese Erinnerungsstücke! Sie sind griffbereit und können Türen zur Biografie des Bewohners öffnen.

Weitere Einstiegsfragen zur Erinnerungsarbeit:

- Haben Sie einen Gegenstand, an dem Sie besonders hängen? Was verbinden Sie damit?
- Wenn Sie sich eine „Schatzkiste" einrichten dürften, welche Gegenstände würden Sie dort aufheben?
- Hatten Sie in Ihrer Kindheit oder Jugend einen Lieblingsgegenstand? Was verknüpfen Sie mit ihm?
- Welcher Raum war für Sie in Ihrer Kindheit oder Jugend besonders wichtig? Wie sah er aus? Welche Erinnerungen verknüpfen Sie mit diesem Raum?

8.2 10-Minuten-Aktivierung

Dieses Konzept ist eine wichtige Grundlage für eine angepasste Betreuungs- und Aktivierungsarbeit für Menschen mit Demenz und psychisch kranke alte Menschen. Ute Schmidt-Hackenberg (Werklehrerin und Maltherapeutin) entwickelte es während ihrer Tätigkeit als Leiterin der Therapieabteilung in einem Altenpflegeheim, um betroffene alte Menschen aus der Apathie zu lösen und ihnen die Erinnerung an Vergangenes zu ermöglichen.

„Durch den Umgang mit alten, aber bekannten Alltagsgegenständen werden Erinnerungen aktiviert. Und wo eine Erinnerung ist, da ist auch eine weitere.
Damit taucht ein Netz von Gedächtnisinseln auf. So entsteht ohne Mühen und umständliche Vorbereitungen eine Kommunikation. Das Selbstwertgefühl der Bewohner wird gestärkt." (Schmidt-Hackenberg, mündl. Mitteilung)

Menschen mit Demenz nehmen ihre Welt mit den Sinnen auf:

- Das Bildgedächtnis ist länger erreichbar als das Wortgedächtnis.
- Das Begreifen ermöglicht das Erkennen des Bildes.
- Mit den Sinnen als Schlüssel zum Verstehen arbeiten.
- Demente Bewohner müssen die Materialien sehen und in die Hand bekommen. Sie können nur über das reden, was sie in der Hand halten.
- Dabei alles so einfach und klar wie möglich halten.

Die in frühester Jugend gesammelten Eindrücke und die im Erwachsenenalter gewonnenen Erfahrungen werden reaktiviert (mit den einfachsten bekannten Mitteln = „Schlüsselreizen“, sogen. Trigger) Diese altbekannten und ggf. oft benutzten Dinge werden themenmäßig übersichtlich in Schachteln sortiert. Es werden hier alle Dinge gesammelt, die im Leben der Menschen mit Demenz einst eine Rolle gespielt haben. In jeder Schachtel liegt zum Inhalt passend eine Aktivierungsanleitung. Diese Schachteln werden in einem Schrank deponiert, zu dem alle Mitarbeiter Zugang haben. Positive Weiterentwicklung ist ein mobiler 10-Minuten-Wagen, der für alle Mitarbeiter aller Stationen nutzbar sein soll. Wenn notwendig, kann man einen Nutzungsplan einrichten. Folgende Schachteln können eingerichtet werden:

- Haushaltsgegenstände (Kochlöffel, Einweckgläser, Tischwäsche, Kernseife, Kaffeemühle, ...)
- Handwerkszeug in einer alten Werkzeugkiste (Nägel, Schrauben, Meterstab, Hammer, Zange, ...)
- Taschentücher (für Damen und Herren)
- „Kruscht“-schachtel (Goldborden, Spitzenreste, Schrägband, Hemdkragen, Ärmelschoner, Zackenlitze, Samtband, Perlgarn, ...)
- Handarbeitskiste oder -korb (Wolle und Garn, Knöpfe, ...)
- alte Ansichtskarten
- alter Rucksack (Kompass, Taschenlampe, Trinkflasche, ...)
- Kopftücher
- Schulranzen, befüllt mit Tafel, Griffel, alten Heften, einem alten Atlas, ...
- altes Kinderspielzeug (Brummkreisel, Gucki, Grimms Märchenbuch, Holzbauklötze, Teddybären, Glanzbilder, Würfelpuzzle, ...)
- Kirche (Rosenkranz, Sterbebildchen, Gesangbuch, ...)
- und vieles mehr

Ziele der Betreuung:

- fordern, aber nicht überfordern
- Stärken der noch vorhandenen Fähigkeiten (aber nicht Trainieren von bereits verlorenen Fähigkeiten)

- soziale Isolation verhindern
- geistig anregen
- Erfolgserlebnisse schaffen

So kann Erinnerungsarbeit nach dem 6-Phasen-Modell konkret ablaufen:

Informationssammlung (Phase 1)

BEISPIEL

Frau Richter ist 89 Jahre alt und lebt seit sieben Jahren in einem Pflegeheim in Bayern. Sie ist auch in der Nähe von München geboren. Ihre Eltern waren einfache Leute, der Vater arbeitete als Schreiner und ihre Mutter putzte im Haushalt eines wohlhabenden Bürgermeisters. In ihrer Schulzeit war Musik – insbesondere Singen – ein Lieblingsfach.
Sie leidet an Herzrhythmusstörungen, Diabetes und an der Alzheimer-Demenz im fortgeschrittenen Stadium. Sie ist bettlägerig und hat mittlerweile die Embryonalstellung eingenommen. Ihre Sprache ist versandet, sie kann keine Bedürfnisse mehr verbal äußern. Sie wirkt zufrieden, ihr Gesichtsausdruck spiegelt es.
Frau Richter ist ledig und ist evangelisch getauft. Als junge Frau zog sie als Haushaltshilfe und Kindermädchen in ein evangelisches Pfarrhaus mit fünf Kindern. Sie war sehr fleißig und ordentlich; das wurde im Pfarrhaus auch anerkannt. Diese Arbeit bereitete ihr sehr viel Freude. Die fünf Kinder zu versorgen war für sie eine Herzensangelegenheit, egal ob sie mit den Kindern spielte, deren Hausaufgaben betreute, sie zu Bett brachte oder Geschichten vorlas. Am Abend las sie am liebsten Grimms Märchen. Wichtig waren auch die gemeinsamen regelmäßigen Gottesdienstbesuche, wie sie es selbst als Kind auch kannte. Vor den Mahlzeiten wurde im Pfarrhaus immer ein Tischgebet gesprochen.

Tab. 8.3: Ressourcen und Probleme von Frau Richter

Ressourcen Frau Richter	Probleme Frau Richter
liebt Kinder, hat aber keine eigenen Kinder	immobil
ist ordentlich	Sprachverlust
hat gerne gesungen	Diabetes
besuchte regelmäßig Gottesdienste	Alzheimer-Demenz mit Embryonalstellung

Ressourcen Frau Richter	Probleme Frau Richter
regelmäßige Tischgebete wurden gesprochen	
las gerne Grimms Märchen	
hat einen zufriedenen Gesichtsausdruck	

Ziele (Phase 3)

- Frau Richter erlebt Erinnerungen an Vergangenes.
- Frau Richter erlebt Reize mit bekannter Umwelt.
- Frau Richter erlebt zwischenmenschliche Beziehung.
- Frau Richter erlebt Stimulation über Sinnesreize des Hörens und Sehens.

Tab. 8.4: Interventionsbeispiel Frau Richter

Angebot	Motivation/ Kommunikation	Raum	Zeit
Grimms Märchenbuch Hänsel und Gretel vorlesen oder das Lied singen	– Begrüßung verbal und nonverbal mit Initialberührung, Blickkontakt und Nennen ihres Namens – langsam und deutlich lesen – Bilder des Märchens zeigen	Besuch am Bett Ich begebe mich auf die Ebene von Frau R., sodass sie mich sehen und hören kann.	10 Minuten

Für eine 10-Minuten-Aktivierung mit Frau Richter am Bett kann man ihre Vorliebe zu Märchen aufgreifen. Durch langsames Vorlesen des Märchens „Hänsel und Gretel“ aus dem Märchenbuch und gemeinsames Anschauen der Bilder erlebt sie Stimulation durch Zuhören und Anschauen. Für Frau Richter sind es wichtige zehn Minuten sozialer Kontakte und der Erinnerung.

Durchführung der 10-Minuten-Aktivierung (Phase 5)

Begrüßung: Ich klopfe an die Zimmertür von Frau Richter, nehme Blickkontakt auf und begebe mich auf ihre Ebene. Ich spreche sie mit Namen an und lege meine Hand auf ihre Schulter als Initialberührung.

Ich stelle mich vor und vermittle ihr damit Wertschätzung. „Schön, Sie wiederzusehen!“

Hauptteil: Ich informiere Frau Richter, dass ich ihr gerne das Märchen „Hänsel und Gretel“ vorlesen möchte, und zeige ihr das Märchenbuch. Während ich sie frage, ob das für sie in Ordnung ist, beobachte ich ihre Mimik und Gestik.

Ich zeige ihr das Märchenbuch mit den Bildern von Hänsel und Gretel, dabei achte ich darauf, es im Bereich ihrer Hände zu halten.

Nun beginne ich langsam und deutlich vorzulesen. Kurze Pausen sind erlaubt. Währenddessen beobachte ich ihre Gestik und Mimik. Sie wirkt sehr aufmerksam und wendet ihren Blick nicht von mir.

Zum Abschluss singe ich ihr noch eine Strophe von Hänsel und Gretel vor. Dabei ist sie sehr gerührt, einige Tränen kullern. Ich spiegle ihr mit Rührung meine Wahrnehmung.

Abschied: Zur Verabschiedung nehme ich wieder die Initialberührung an ihrer Schulter vor. Diese Vorgehensweise ist als Ritual zu sehen und wichtig bei einem Menschen im fortgeschrittenen Demenzstadium. Ich weise auf das Wiedersehen hin, bedanke mich für die schöne Zeit mit ihr und verabschiede mich mit Blickkontakt.

Dokumentation (Phase 6)

- Frau Richter hat beim Vorlesen von „Hänsel und Gretel“ auf verbale und nonverbale Erinnerungsreize erfreut reagiert und hochkonzentriert zugehört. Das Wohlbefinden wurde gesteigert.
- Beim Vorsingen einer Strophe von Hänsel und Gretel kullerten ihr einige Tränen.

Planungshilfen

Durch die positive Erfahrung sollte dieses Angebot in die Betreuungsplanung fest integriert werden, so dass jeder Mitarbeiter Grimms Märchen vorlesen kann.

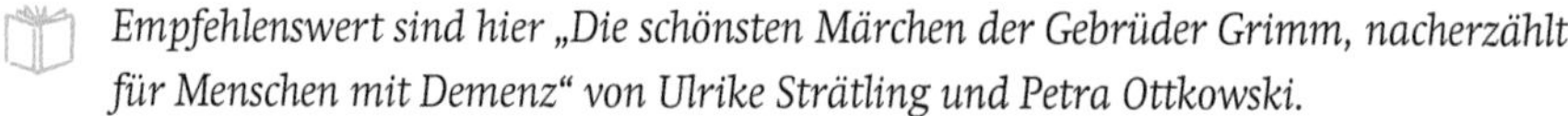

Empfehlenswert sind hier „Die schönsten Märchen der Gebrüder Grimm, nacherzählt für Menschen mit Demenz“ von Ulrike Strätling und Petra Ottkowski.

Ein weiterer methodischer Ansatz wäre es, eine „biografische Schatzkiste“ für Frau Richter anzulegen. Diese Schatzkiste soll Gegenstände beinhalten, die ihr wichtig waren. Es können alte Haushaltsgeräte, Kirchenlieder, Gesangbuch, Tischgebete (Gebetswürfel), alte Fotos oder Kinderfotos sein. So können Türen zur Erinnerungsarbeit geöffnet werden.

8.3 Die biografische Schatzkiste

Eine biografische Schatzkiste trägt jeder in seiner Erinnerung. Der eine schreibt chronologische Tagebücher oder besitzt Fotoalben, die besondere Ereignisse sichtbar machen. Der andere ist vielleicht ein Sammler, der in unterschiedlichen Schränken, Regalen oder Kisten wichtige Erinnerungsstücke mit System präsentiert. Der nächste erzählt seinen familiären Kontaktpersonen etwas über schöne Erlebnisse.

> Ich erinnere mich noch an einen Heimbewohner, der mit einer mit Puppen befüllten Glasvitrine ins Pflegeheim einzog. Er zeigte mir stolz die Puppen und erzählte mir, dass er zu jedem Geburtstag von seiner Cousine eine Puppe geschenkt bekommen hatte. Das war seine Schatzkiste!

Was passiert aber, wenn durch das Krankheitsbild Demenz das Gedächtnis nachlässt und der Betroffene kaum etwas in irgendeiner Form aufgeschrieben oder gesammelt hat? Er hat vielleicht auch familiäre Kontakte nicht sonderlich gepflegt. Es hilft nur der Versuch, möglichst viele Dinge noch herauszufinden:

- Wo ist er geboren, in welcher Kultur?
- Wo und wie hat er die Kindheit verbracht?
- Wo ist er zur Schule gegangen?
- Welchen Beruf hat er gelernt und wo ausgeübt?
- Wie ist seine eigene Familiensituation?
- Was hat ihn am meisten interessiert?
- Was hat er gerne gemacht?

Was kann ich jetzt wo als Trigger nutzen, auf welche Weise, um ihm seine Erinnerungen in den jetzt gelebten Alltag zu bringen?

Biografiearbeit ist schon beim Aufnahmegespräch Teil einer guten zukünftigen Zusammenarbeit mit Angehörigen. Durch wertschätzende und fachlich kompetente Gespräche wird bereits wichtige Kontaktpflege geleistet und eine gute Beziehung aufgebaut.

Der methodische Ansatz der Schatzkiste sollte möglichst bei der ersten Kontaktaufnahme angesprochen werden. Ziel dieses Gespräches ist, dass wichtige Erinnerungsstücke ins Pflegeheim mitgebracht werden, bevor die Wohnung oder das Haus aufgelöst und ausgeräumt wird. Diese sollen für die Einzelaktivierung in der individuell gestalteten Schatzkiste ihren Platz finden. Diese Schatzkiste kann dann von jedem, der mit dem Bewohner mit Demenz eine Beziehung aufbauen möchte, genutzt werden. Das wird insbesondere sehr wichtig, wenn die Sprache nicht mehr genutzt werden kann und nonverbale Trigger eingesetzt werden müssen. Denn durch zahlreiche Sinnesreize aus der Kiste können Sie Erinnerungen wecken.

Merken die Angehörigen, dass dem Personal eine professionelle Pflege und Betreuung für ihren pflegebedürftigen Menschen wichtig ist, sind viele bereit, dies zu unterstützen.

Bitten Sie Angehörige, beim Einzug wichtige Erinnerungsstücke mitzubringen, z.B. Fotos, Talisman, Sammlerstücke, Poesiealbum, Rosenkranz, Schmuck, Postkarten, Gebetbuch und andere Dinge, die der Bezugsperson wichtig sind (auf die Biografie bezogen).

Einen Musterbrief für Angehörige finden Sie im Onlinematerial.

Allgemeine Ziele der biografischen Schatzkiste:

- Ressourcen werden geweckt
- Kontakt zum gelebten Leben (Erinnerungsarbeit)
- Aktivierung von Sprache, Langzeitgedächtnis
- Stärkung der Wahrnehmung
- Förderung sozialer Kontakte
- Beziehungsgestaltung
- Stärkung des Wohlbefindens und der Lebensfreude
- Erfolgserlebnisse schaffen

So kann eine biografische Schatzkiste nach dem 6-Phasen-Modell konkret gestaltet und genutzt werden:

Fallbeispiel Informationssammlung (Phase 1)

BEISPIEL

Herr Berger lebt seit einigen Jahren aufgrund der Folgen einer intrazerebralen Blutung mit Aphasie, Einschränkungen in der Alltagskompetenz und zeitlichen und örtlichen Orientierungsstörungen in einem Pflegeheim. Er leidet manchmal unter Wortfindungsstörungen.
Aus der Biografie ist bekannt, dass er Musik studiert hat und als Musiklehrer schwerpunktmäßig Klavierunterricht gab. Seine Vorliebe für klassische Musik, Kirchen- und Kammermusik spiegelte sich in persönlichen Klavierkonzerten, der Leitung eines Kirchenchors und als Organist wider.

Er war im Kirchenchor dafür bekannt, dass er als Dirigent gerne mitsang. Er schwärmt von Wolfgang Amadeus Mozart.
Seine Mobilität ist stark eingeschränkt; er kann aber mit Hilfe des Rollstuhls mobilisiert werden, den er selbständig fortbewegen kann.

Tab. 8.5: Ressourcen und Probleme von Herrn Berger

Ressourcen Herr Berger (Phase 2)	Probleme Herr Berger (Phase 2)
hat Musik studiert (Klavier)	eingeschränkte Mobilität
hat als Musiklehrer gearbeitet	Wortfindungsstörungen
hat gerne gesungen	eingeschränkte Alltagskompetenz
hat gern klassische Musik gespielt und gehört	örtliche und zeitliche Orientierungsschwierigkeiten
hat einen Kirchenchor geleitet	
war Organist	
hat Klavierkonzerte gegeben	
selbständige Fortbewegung mit Rollstuhl möglich	

Ziele (Phase 3)

- Herr Berger sieht neue Beschäftigungsmöglichkeiten.
- Herr Berger beschäftigt sich seinen Fähigkeiten angepasst.
- Herr Berger erlebt Reize mit bekannter Umwelt.
- Herr Berger kann sich im Rollstuhl fortbewegen.
- Herr Berger erlebt Stimulation über Sinnesreize des Hörens und Sehens.

Tab. 8.6: Interventionsbeispiel für Herrn Berger

Angebot (Phase 4)	Motivation / Kommunikation	Raum	Zeit
Biografische Schatzkiste (Schwerpunkt Musik)	– Begrüßung und Verabschiedung verbal mit Blickkontakt, Händedruck und Namen (Begrüßungsritual) – Begrüßungslied – langsam reden – Reizsetzung mit seiner biografischen Schatzkiste	Besuch in seinem Zimmer Dort befindet sich im Regal auch seine Schatzkiste.	angepasste Kurzaktivierung (ca. 10 bis 20 Minuten) vormittags ab 10.00 Uhr am Montag, Mittwoch, Freitag

Für eine Kurzaktivierung mit Herrn Berger kann man seine Vorliebe für klassische Musik aufgreifen und sich mit ihm an den Tisch in seinem Zimmer setzen. Die biografische Schatzkiste wurde mit ihm zusammengestellt. Der angepasste Inhalt unterstützt die Reize durch:

- laminierte Bilder berühmter klassischer Musiker und deren Namenschriftzug sowie berühmte Musikstücke, die unterschiedlich genutzt werden können
- laminierte Wortergänzungskärtchen mit Fachbegriffen aus dem Bereich der Musik
- weitere Gegenstände wie Stimmgabel, Taktstock, Notenheft, Klavierauszüge von seinem liebsten Musiker Wolfgang Amadeus Mozart, z.B. „Die Zauberflöte", passende Höreinspielungen, ...
- Durch die äußere Gestaltung seiner Schachtel hat diese einen Wiedererkennungswert. Sie stimuliert seine Neugier und Herr Berger öffnet sie selbständig und mit Freude.

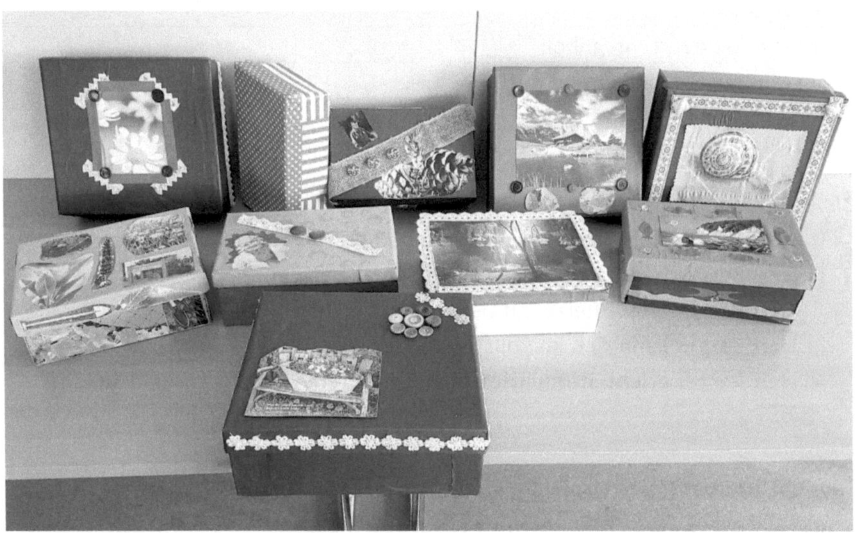

Abb. 8.2: Beispiele für biografische Schatzkisten

Durchführung (Phase 5)

Begrüßung: Ich klopfe an Herrn Bergers Zimmertür, öffne die Tür und nehme Blickkontakt mit ihm auf. Dabei begebe ich mich auf seine Ebene. Er sitzt bereits in seinem Rollstuhl und wird nun mit Namen, Händedruck und Blickkontakt begrüßt. Zu unserem Begrüßungsritual gehört auch das Lied „Danke für diesen guten Morgen", bei dem er mit Freude kräftig mitsingt. Ich vermittle ihm wertschätzende Worte und zeige ihm meine Freude, ihn wiederzusehen.

Hauptteil: Nun bitte ich ihn, dass er sich zu mir an den Tisch setzt. Dieses soll er, wenn möglich, selbst durchführen (um diese Ressource aktiv zu halten). Ich informiere ihn, dass ich mit ihm seine Schatzkiste anschauen möchte. Nach positiver Rückmeldung stelle ich ihm die Kiste so auf den Tisch, dass er sie sieht, aber seine Arme ausstrecken muss, um sie zu sich zu ziehen. Herr Berger greift danach und öffnet die Kiste ohne meine Anleitung. Die Tür zum Langzeitgedächtnis ist geöffnet… Er greift nach den Bildern und legt sie ordentlich in einer Reihe vor sich aus. Ich lobe seine strukturierte Vorgehensweise und bitte ihn, als Musikfachmann, die Musiker zu benennen. „Herr Berger, ich kenne mich da nicht so aus, können Sie mir da helfen?" ist meine motivierende Ansprache. Herr Berger strahlt, er zeigt und benennt mir zuerst W. A. Mozart. Die Partitur liegt in der Schatzkiste, die er wohl auch entdeckt hatte, er holt diese heraus und zeigt sie mir voller Stolz. Versucht, mir etwas darüber zu erzählen, „stolpert" aber über Wortfindungsstörungen. Das macht ihn traurig. Da ich weiß, dass Mozart sein Lieblingsmusiker ist, habe ich auch eine CD in die Schatzkiste gepackt. Diese nehme ich heraus und biete ihm an, zum Abschluss einen Ausschnitt aus der Zauberflöte vorzuspielen. „Ja, gerne", antwortet er und hört sehr aufmerksam zu.

Verabschiedung: Wir packen gemeinsam die Sachen zurück in die Schatzkiste und stellen diese ins Regal. Ich leite die Verabschiedung mit dem Lied „Auf Wiedersehen" ein (unser Ritual). Er singt mit, reicht mir seine Hand zur Verabschiedung, bedankt sich, was ich auch erwidere. Ich vereinbare mit ihm den nächsten Termin und verlasse winkend das Zimmer. Herr Berger winkt zurück.

Dokumentation (Phase 6)

- Herr Berger hat selbständig die Schatzkiste geöffnet und Bilder herausgesucht, die er strukturiert vor sich hinlegte.
- Herr Berger benannte seinen Lieblingsmusiker und zeigte mir das Bild mit Freude. Weitere Informationen über den Musiker überforderten ihn.
- Herr Berger war hochkonzentriert und glücklich beim Vorspielen eines Ausschnittes aus der Zauberflöte. Beim Ritual zur Begrüßung und zum Abschied sang er kräftig mit.

Planungshilfen

Diese Kurzaktivierung mit seiner biografischen Schatzkiste wurde in die regelmäßige Betreuungsplanung aufgenommen. Dadurch fühlt Herr Berger sich sicher. Seine beruflichen Erfahrungen und seine Vorliebe für Musik wecken Erinnerungen und stärken sein Selbstwertgefühl.

Durch regelmäßige Reflexionen im Team kann der Inhalt der Schatzkiste erweitert werden, so dass unterschiedliche Zielsetzungen bei künftigen Aktivierungen genutzt werden können.

TIPP

Tipp: Das Anlegen einer solchen Schatzkiste sollte bei der Aufnahme eines Bewohners in ein Pflegeheim sowie allgemein in der Gerontopsychiatrie zum Standard gehören. Denn bevor die bisherige Wohnung oder das Haus des Bewohners aufgelöst und vieles entsorgt wird, sollten für ihn wichtige Dinge in professioneller Angehörigenarbeit einen Platz in dieser Schachtel finden.

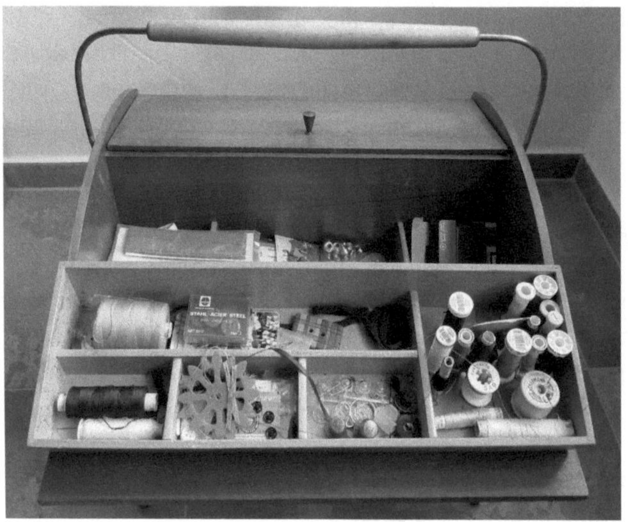

Abb. 8.3: Nähkästchen als angepasste Schatzkiste

8.4 Milieutherapie / Milieugestaltung

BEISPIEL

Hier fühle ich mich wohl, hier bin ich daheim!

Frau Brunner, 88 Jahre alt, lebt mit ihrem Wellensittich Peterle seit fünf Jahren in einem Pflegeheim. Vor drei Jahren wurde bei ihr eine Alzheimer-Erkrankung diagnostiziert. Ihr Zimmer ist mit vielen alten Möbeln eingerichtet, die für sie ihr ganzes Leben lang wichtig waren. Das alte Kanapee ist eines ihrer Lieblingsstücke, auf dem sie jeden Tag ihr Mittagsschläfchen hält. Das alte Buffet – mit wunderschönem altem Geschirr – ist noch von ihrer Mutter. Eine Ahnengalerie umfasst ihre Erinnerungen, wovon sie jedem, der sie besucht, gerne erzählt. So kann sie sich also richtig wohlfühlen.

Frau Brunners Situation ist ein „Paradebeispiel". Sie fühlt sich daheim! Was aber heißt „sich zuhause fühlen"? Warum ist dabei gerade für Menschen mit Demenz die Milieugestaltung im Pflegeheim so wichtig? Ursula Lehr zeigt den Grundgedanken der Milieugestaltung auf:

DEFINITION

„Unter Milieugestaltung verstehen wir diejenigen Maßnahmen, die zu einer nach therapeutischen Gesichtspunkten geplanten Umwelt führen. Ihr Ziel ist es:

- Den Einschränkungen bei den Bewohnern entgegenzuwirken, die mit dem dauerhaften Aufenthalt im Heim verbunden sind.
- Früher vorhandene Fähigkeiten und Fertigkeiten neu zu entwickeln und ein sicheres Feld für die Erprobung zu schaffen." (Lehr zit. nach Staack 2004, 10)

Die räumliche Gestaltung des Lebensumfeldes im stationären Bereich spielt für den an Demenz erkrankten Menschen eine nachhaltige Rolle. Wir wissen, dass das Langzeitgedächtnis und somit die Erinnerung eine wichtige Ressource ist, die geweckt und so lange wie möglich erhalten bleiben muss. Ein vertrautes Umfeld mit bekannten Möbeln und persönlichen Kleinigkeiten bieten ihnen eine bekannte wohnliche Atmosphäre, Sicherheit, Geborgenheit und Wohlbefinden. Demenzkranke Menschen brauchen stimmige Reize, die sie nicht überfordern sollen.

Das Wohngruppenprinzip (Kap. 7) ist hier ein geeignetes Konzept, um Sicherheit im Umfeld und Alltag zu geben.

Die Gestaltung eines angepassten Milieus unterstützt dies erheblich: Durch visuelle Reize kann der Mensch mit Demenz eine daraus folgende Handlung leichter umsetzen und verarbeiten. Dadurch können Gedächtnisprobleme überbrückt werden. Insbesondere wenn die Sprache nicht mehr ankommt, ist der visuelle Reiz eine wichtige Alternative. Er fördert die Erhaltung der Selbständigkeit, Aufmerksamkeit und des Wohlbefindens.

So kann Milieugestaltung nach dem 6-Phasen-Modell konkret ablaufen:

Fallbeispiel Frau Sonntag: Informationssammlung (Phase 1)

BEISPIEL

Die an Alzheimer-Demenz und Diabetes erkrankte 80-jährige Frau Sonntag (katholisch) musste vorübergehend ins Krankenhaus, weil sie sich den Oberschenkelhals rechts gebrochen hatte. Sie wurde operativ mit einer TEP versorgt. Bisher wurde sie von ihrer Tochter daheim in ihrer Wohnung im Allgäu gepflegt und betreut.

Bis zur Operation konnte sich Frau Sonntag noch weitgehend selbst waschen und kleiden. Die Reihenfolge der Handlungsabläufe kommt jedoch manchmal durcheinander, so dass sie hierbei Unterstützung braucht. Weiterhin findet sie sich in fremder Umgebung nicht mehr zurecht und kann auch ihren Haushalt nicht mehr allein bewältigen. Ihre Tochter kocht und richtet ihr das Essen am Morgen und am Abend. Mittags unterstützt ein ambulanter Pflegedienst die Familie und Frau Sonntag erhält Essen auf Rädern.

Sie ist ein kontaktfreudiger und redseliger Mensch, war bisher gut zu Fuß und ist gerne spazieren gegangen. Als ihr Mann Rudolf noch lebte (er ist vor vier Jahren ganz plötzlich verstorben), haben sie viele Ausflüge in die Berge gemacht. Dies war eine Leidenschaft beider. Der regelmäßige Gottesdienstbesuch war und ist für sie als gläubige Frau sehr wichtig. Sie hat auch viele Jahre im Kirchenchor gesungen, den ihr Ehemann, ein leidenschaftlicher Kirchenmusiker, viele Jahre leitete. So hatten beide eine zweite gemeinsame Leidenschaft.

Frau Sonntags Mobilität, Alltagskompetenz und Selbständigkeit sind nach der Operation noch sehr eingeschränkt.

Tab. 8.7: Ressourcen und Probleme von Frau Sonntag

Ressourcen Frau Sonntag (Phase 2)	Probleme Frau Sonntag (Phase 2)
ist kontaktfreudig	eingeschränkte Mobilität
ist sehr gläubig	Diabetes
singt gerne, war im Kirchenchor	eingeschränkte Alltagskompetenz
hat viele Ausflüge ins Allgäu mit ihrem Mann gemacht	örtliche, zeitliche und situative Orientierungsschwierigkeiten

Ziele (Phase 3)

- Frau Sonntag erlebt Erinnerungen an Vergangenes.
- Frau Sonntag erlebt visuelle Reize in bekanntem Umfeld.
- Frau Sonntag erlebt Orientierung und Sicherheit.
- Frau Sonntag zeigt Wohlbefinden.

Methode (Phase 4)

Die Milieugestaltung setzt in der Durchführung auf Kooperation, so dass die Angehörigen möglichst schnell nach dem Einzug mit einbezogen werden sollten. Eine zügige Kontaktaufnahme und rasches Handeln sind wichtig, damit vor der Wohnungs- oder Hausauflösung wichtige Möbel, persönliche Dinge mit Erinnerungs- oder Beziehungswert für den Bewohner mitgenommen werden können ins neue „Zuhause“. Im Idealfall wird dies schon bei den Aufnahmegesprächen besprochen und trägt zur dort geleisteten Beziehungsarbeit bei: Der Angehörige merkt, dass professionelle Arbeit geleistet wird und der Umzug für alle etwas erleichtert werden kann.

Tab. 8.8: Interventionsbeispiel Frau Sonntag

Angebot (Phase 4)	Motivation / Kommunikation	Raum	Zeit
Milieugestaltung ihres persönlichen Zimmers	– Kontaktaufnahme mit Frau Sonntag und ihrer Tochter – Vorstellung der Methodik und der Zielsetzungen – Was ist für Frau Sonntag wichtig? – Wie können wir es organisieren? – Kennzeichnungen und Beschriftungen	Kontakt im Zimmer von Frau Sonntag	Termin vereinbaren, 30–40 Minuten einplanen

Durchführung (Phase 5)

Begrüßung: Ein Gesprächstermin ist vereinbart. Frau Sonntag wartet mit ihrer Tochter in ihrem Zimmer. Ich klopfe an, die Tochter öffnet die Tür. Ich stelle mich vor und begrüße beide herzlich. Beide sitzen am Tisch und haben für mich einen Stuhl reserviert. Ich setze mich dazu, so dass wir uns alle mit Blickkontakt begegnen und unterhalten können. Ich bedanke mich, dass sie zu diesem Termin bereit sind. So lerne ich auch die Tochter kennen und sie mich. Es ist eine gute Basis geschaffen.

Hauptteil: Zu Beginn informiere ich beide zunächst über die Milieugestaltung. Was und warum ist diese für Frau Sonntag so wichtig? Ich erkläre die Ziele des Pflege- und Betreuungskonzeptes, in welchem die Milieugestaltung eingebunden ist.

Dann schauen wir uns gemeinsam die bisherige Gestaltung des Zimmers an. Ich notiere mir die Dinge, die schon da sind, beobachte dabei Frau Sonntag und höre mir bewusst die Argumente an. So erkenne ich die Wichtigkeit, z. B. der Bilder, die an der Wand hängen. Frau Sonntag erzählt mir freudestrahlend, wer darauf zu sehen ist. Das ist im Moment noch eine Ressource von ihr.

Nun stelle ich Frau Sonntag die Frage: „Haben Sie gerne mal ein Mittagsschläfchen gemacht?“ „Jaaa, auf meinem Kanapee in der Wohnküche. Das vermisse ich so! Ich möchte mich mittags nicht ins Bett legen. Das gehört sich nicht so“, antwortet sie mir ganz deutlich. Ihre Tochter nickt zu dieser Aussage. Dies ist ein ganz wichtiger Impuls, um mit der Tochter die Möglichkeit zu besprechen, dieses Kanapee ins Zimmer ihrer Mutter zu bringen.

Ich spreche noch Dinge aus der Biografie an, die mir bekannt sind. Dazu gehören die Themen Religion, Kirchenchor und Ausflüge ins Allgäu. „Gibt es in diesen Bereichen noch wichtige Erinnerungsstücke? Wie zum Beispiel ein Kreuz, Bildbände, Fotos, CDs?“ frage ich beide. Die Tochter bestätigt dies gleich: „Ja, dann bringe ich beim nächsten Besuch das Kreuz und die Fotoalben mit. Nach den CDs muss ich schauen, ob noch welche da sind. Aber ich finde es sehr gut, dass Sie mich da mit einbeziehen. Danke!“

Ich vermittle meinerseits der Tochter meine Freude darüber, dass sie uns in unserer Arbeit zum Wohlbefinden ihrer Mutter unterstützt, und bitte sie, bei Gelegenheit die Fotos mit ihrer Mutter zusammen zu beschriften, so dass wir in der Betreuungsarbeit damit arbeiten können.

Verabschiedung: Ich bedanke mich für die gute Zusammenarbeit und das nette Gespräch, gebe der Tochter meine Kontaktdaten und lade sie ein, sich bei Fragen an mich zu wenden. Dann verabschiede ich mich bei beiden persönlich und wünsche ihnen noch einen schönen Tag.

Dokumentation (Phase 6)

- Frau Sonntag beteiligt sich aktiv am Gespräch, sowohl durch Zuhören als auch Erzählen.
- Frau Sonntag erlebt Wohlbefinden durch das soziale Miteinander. Ihr Selbstwertgefühl wird gestärkt.

- Frau Sonntag erlebt visuelle Reize durch das Betrachten der Fotos.
- Das Zimmer von Frau Sonntag wird mit Unterstützung der Tochter zu einem „Zuhause“ gestaltet.

Planungshilfen

Eine solche Kontaktaufnahme bezüglich der Milieugestaltung sollte bei jedem Neueinzug in die Betreuungsplanung aufgenommen werden.

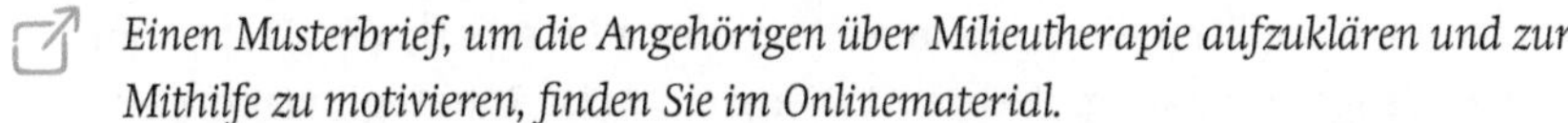

Einen Musterbrief, um die Angehörigen über Milieutherapie aufzuklären und zur Mithilfe zu motivieren, finden Sie im Onlinematerial.

Wie wichtig das erlebte Milieu und der Rückgriff auf vertraute Beziehungen und Abläufe für die Zukunft einer alten Person sind, zeigt auch das folgende Beispiel aus meiner persönlichen Erfahrung:

BEISPIEL

„Dahoim“ ist daheim

Frau Klein lebte ihr Leben lang in einem Dorf und betrieb mit ihrem Ehemann die eigene Landwirtschaft und eine Dorfgaststätte. Diese war eine wichtige soziale Anlaufstelle im Dorf – zum Feierabendbier, zum Mittagessen, zum Frühschoppen und zahlreichen Festen, die im angebauten Festsaal gefeiert wurden.

Viele Stammgäste nutzten das Angebot des Mittagtisches, da Frau Klein eine sehr gute regionale Küche bot. Man hörte häufig: „Frau Wirtin, was gibt es denn heute Gutes zu essen?“ Hungrige Handwerker aus dem Dorf genossen täglich dieses Mittagangebot – außer dienstags, denn dann war Ruhetag.

Der Ruhestand mit 65 Jahren kam Herrn und Frau Klein nicht in den Sinn. Das Gasthaus war ihr Leben.

Als Frau Klein 80 Jahre alt wurde, bekam sie schleichend zunehmende Schwierigkeiten mit dem Gedächtnis, was sie selbst bemerkte. Die Stammgäste rechneten ihre Zeche auf dem Bierdeckel selbst aus und gaben der Chefin das Geld möglichst passend.

Als Frau Klein 84 Jahre alt war, starb ihr Ehemann; ein harter Schnitt in ihrem Leben. Mit Unterstützung ihrer zwei Töchter wurde die Dorfwirtschaft weiterhin betrieben. Im Alter von 86 Jahren schließlich stürzte Frau Klein und zog sich einen Unterarmbruch zu, der im Krankenhaus operativ versorgt werden musste. Eine Rückkehr in ihr Haus war zunächst nicht möglich. Sie zog bei ihrer Tochter ein, die noch berufstätig war,

und übernachtete bei der zweiten Tochter im gleichen Ort. So wurde die vielfältige Betreuungsarbeit situativ gelöst.
Die mittlerweile diagnostizierte Alzheimer-Erkrankung zeigte sich durch zunehmende Störungen der Orientierung und Merkfähigkeit. Obwohl Frau Klein ihre Töchter noch erkannte, war der Umzug etwas Unbekanntes: neue Räumlichkeit, dauernd andere Personen (Enkel und Urenkel) um sie herum. Je jünger diese waren, desto weniger konnte sie sie ihrer Familie zuordnen. Das bringt Unsicherheit!
Frau Klein wollte heim. „Ich muss in meine Wirtschaft, die Gäste kommen“, sagte sie häufig. „Heute ist Dienstag, da ist Ruhetag“, war die Antwort. Frau Klein sah eines Tages allerdings, dass die Leute, die am Haus vorbeigingen, festlich gekleidet waren. „Heute muss doch Sonntag sein, da muss ich aber in meine Wirtschaft!“, argumentierte sie.
Eineinhalb Jahre lebte sie nun bei ihren zwei Töchtern. Die Betreuungsbelastung rund um die Uhr hinterließ Spuren bei den Töchtern. Es musste eine andere Lösung her. Eines war dabei sicher: Frau Klein musste wieder in ihren Gasthof.
Zwei Betreuungskräfte, die im achtwöchigen Rhythmus die Betreuung vor Ort übernahmen, zogen nun mit ihr in das Gasthaus ein.
Sie war daheim. Sie lebten gemeinsam ihre gewohnte Tagesstruktur, sangen viel, spielten Halma und Mensch ärgere dich nicht. Im Sommer saßen sie draußen vorm Haus auf der Bank. Spaziergänger, die vorbeigingen, unterhielten sich mit ihr.
Ab und zu kam wohl die Frage: „Wo bleiben die Gäste?“, worauf man antwortete: „Die sind schon alt und die meisten sind verstorben.“ Diese Antwort war für Frau Klein im Moment akzeptabel, denn sie war ja „DAHEIM“.
Im Alter von 91 Jahre starb Frau Klein daheim in ihrer Wirtschaft.

8.5 Musik – „der Königsweg“

„Das Singen ist die eigentliche Muttersprache aller Menschen.“ (Yehudi Menuhin)

Musik als „Königsweg“ zu Menschen mit Demenz wird in zahlreichen Fachbüchern beschrieben.

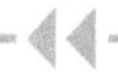

Was verknüpfen Sie selbst mit Musik? Was verknüpft der Mensch mit Demenz mit Musik? Wenn Sie Lust haben, machen Sie sich dazu in einer Tabelle Notizen. Sie werden überrascht sein, zu welchem Ergebnis Sie kommen.

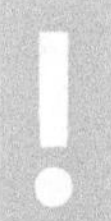

Musik begleitet uns Menschen vom Mutterleib bis zum Lebensende.

Darauf will uns das Eingangszitat von Yehudi Menuhin (Violinist und Dirigent) aufmerksam machen.

Trotz unterschiedlicher Kulturen und Altersgruppen verbinden wir alle Lebensfreude und Lebensqualität mit der Musik. Sie bietet eine Kommunikationsebene, die auf vielfältige Art Emotionen sichtbar und spürbar werden lässt.

Demenzkranke Menschen verlieren mit der Zeit ihre kognitiven Fähigkeiten. Wir beobachten aber, dass sie altbekannte Lieder mit Freude singen. Selbst wenn die Sprache versandet, bleibt die Musik ein wichtiges Kommunikationsmittel. Die Generation, die heute an Demenz erkrankt ist, hat in ihrer Kindheit und Jugend Musik anders erlebt als wir heute. Die technischen Hilfsmittel waren noch nicht in allen Haushalten eingekehrt, stattdessen hat man in der Familie und mit Freunden in unterschiedlichsten Situationen mehr musiziert. Deshalb legen die bisherigen Erkenntnisse über Menschen mit Demenz nahe, Musik aus dem Langzeitgedächtnis als Zugang zu diesen zu nutzen (vgl. u.a. Pontes 2014). Für das Gehirn ist Musik eine vielfältige Anregung:

„**Musik: Im Gehirn bestens vernetzt.** Aus Sicht der (Neuro-)Biologie sind solche Wirkungen von Musik bei Alzheimer-Patienten zwar längst nicht befriedigend untersucht und verstanden, aber zumindest durch Einzelfälle oder kleine Studien belegt und auch durchaus plausibel. Denn wenn wir Musik hören oder selbst musizieren, ist dafür nicht etwa eine Art Musikzentrum im Gehirn zuständig, sondern es sind vielfältige Netzwerke. Das ‚musikalische Gedächtnis‘ besteht aus engen Verknüpfungen mit fast allen wichtigen funktionalen Einheiten im Gehirn, darunter etwa jene für Motorik, für Emotionen, für Sprache und die für das Verhalten zuständigen Systeme“ (Pontes 2014).

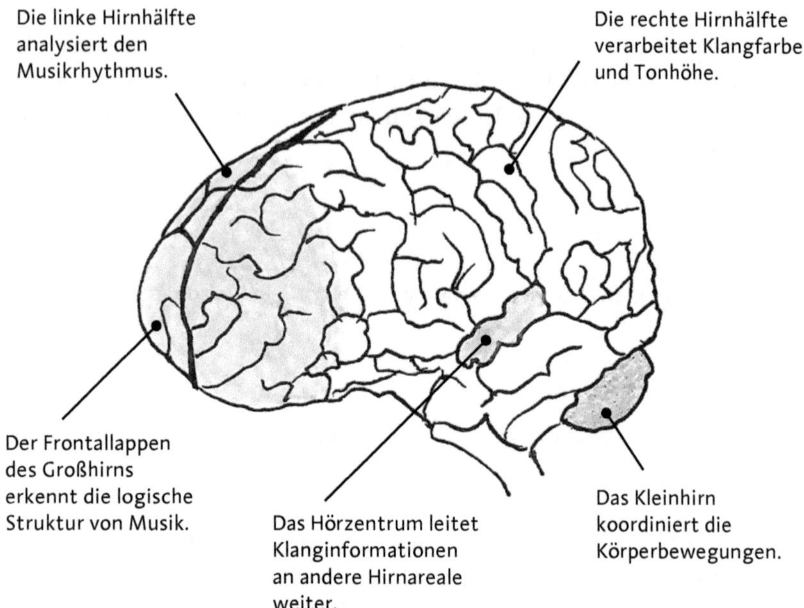

Abb. 8.4: Wie Musik im Gehirn verarbeitet wird

Welche Musik die „richtige" ist, hängt von der musikalischen Lebenserfahrung, dem Stadium der Erkrankung und der aktuellen Befindlichkeit ab. Im letzten Stadium „wandern" die Erkrankten bis weit in die Kindheit zurück; Man spricht von Ähnlichkeiten zum Erleben eines Kleinkindes, das viel Schutz und Nähe braucht.

Ziele musikalischer Betreuungsangebote

Musikangebote für Menschen mit Demenz stärken die emotionalen Ressourcen und bieten Orientierung an Vertrautem. Dadurch verringern sich Angst und Schmerz und das Gefühl des Alleinseins. Musik in vielfältigen Formen fördert das Gemeinschaftsgefühl und stärkt das Selbstvertrauen. Sie kann die körperlichen, geistigen und psychischen Funktionen positiv beeinflussen. Denn

- besinnliche Lieder können angespannte, nervöse Personen beruhigen.
- fröhliche, beschwingte Lieder wirken aufmunternd und lösen Körperbewegungen aus.

Bekannte Musik weckt Erinnerungen – Ressourcen bei Menschen mit Demenz werden hörbar – Freude wird sichtbar! Singen und Musikhören fördern eine bessere Atmung und spontane Bewegungen in Verbindung mit Rhythmus. Menschen mit Sprachstörungen können häufig leichter singen als sprechen. Ob und wie die Musik sich auswirkt, erkennt man

- an der Gestik und Mimik sowie der Motorik (z. B. beim Takt mitklatschen),
- an einem verstärkten Mitteilungsbedürfnis,
- an der Abnahme von Unruhe,
- an einer erhöhten Aufmerksamkeit,
- an einer verstärkten Aufnahme von Körperkontakten.

Je nach Zielsetzung, Biografie und Befindlichkeit des einzelnen Bewohners erarbeiten Sie ein Betreuungsangebot mit Inhalten:

- Singen und Sprache
- themenzentrierte Singgruppenstunde
- Musizieren
- Bewegung, Tanz
- Musikhören

So kann musikalische Aktivierung nach dem 6-Phasen-Modell konkret gestaltet und genutzt werden:

Informationssammlung (Phase 1)

BEISPIEL

Frau Arndt ist 84 Jahre alt und lebt seit fünf Jahren in einem Pflegeheim am Rande ihrer Heimatstadt. Wir wissen aus Informationen von ihr und ihren Kindern, dass sie die meiste Zeit ihres Berufslebens in einer Fabrik gearbeitet hat. Dort hatte sie viele Freunde gefunden, die ihr wichtig waren. Frau Arndt wird als kontaktfreudige Frau mit einem besonderen Humor beschrieben. Sie sang ihr Leben lang gern und ließ nie eine Feier und Zusammenkunft mit Freunden und Familie aus. In diesen Kreisen sagte man, sie bringe die ganze „Party erst in Schwung“.
Ihr Mann verstarb vor sechs Jahren plötzlich nach einem schweren Schlaganfall. Das war für alle Familienangehörigen ein schwerer Verlust. Von diesem Zeitpunkt an bemerkten Frau Arndts Kinder, dass ihre Mutter zunehmend unter Gedächtnisproblemen litt. Bei der Diagnostik stellte man eine Alzheimer-Demenz fest.
Frau Arndt ist mittlerweile immobil und braucht intensive Pflege und Betreuung. Wenn es ihr gut geht und sie es möchte, wird sie vom Pflegepersonal in den Rollstuhl mobilisiert und zu den anderen Bewohnern der Station in den Speisesaal gebracht. Frau Arndt ist hellwach und registriert sehr genau, was in ihrer Nähe geschieht. Sie sieht eine geschäftige und

für sie verwirrende Umgebung mit vielen Menschen und verschiedenen Geräuschen. Als musikbegeisterte Frau hört sie die Musik heraus, aber sie kennt die Texte nicht mehr. Es ist laut, einige Leute singen mit. Frau Arndt sieht Menschen, die an ihr vorbeieilen. Sie lächelt und nickt ihnen zu. Aber sie bleiben selten stehen und nehmen Kontakt mit ihr auf.
Die Musik wird immer lauter und Frau Arndt fängt an zu singen. Sie möchte wahrgenommen werden. Sie singt aus voller Kehle, lächelt und lacht. Ihr Verhalten wird im Speisesaal als störend empfunden, so dass ihre Bedürfnisse nicht erfüllt werden. (angelehnt an Ellis/Astel 2019)

Tab. 8.9: Ressourcen und Probleme von Frau Arndt

Ressourcen Frau Arndt (Phase 2)	Probleme Frau Arndt (Phase 2)
kann singen	immobil
ist interessiert	Sprachverlust
lächelt und nickt zu	kann ihre Bedürfnisse nicht verbal äußern
hat gerne Menschen um sich	eingeschränkte Alltagskompetenz
nonverbale Kommunikation	

Ziele (Phase 3)

- Frau Arndt erlebt Reize mit ihr bekannter Musik.
- Frau Arndt erlebt Stimulation über Sinnesreize des Hörens und Sehens.
- Frau Arndt wird in den Rollstuhl mobilisiert.
- Frau Arndt fühlt sich unter Menschen wohl.
- Bei Frau Arndt werden vorhandene Fähigkeit (Singen) gefördert.

Tab. 8.10: Interventionsbeispiel Frau Arndt

Angebot (Phase 4)	Motivation/ Kommunikation	Raum	Zeit
Singen bekannter Lieder	– Begrüßung und Verabschiedung verbal mit Blickkontakt, Händedruck und Namen (Begrüßungsritual) – Begrüßungslied und Abschiedslied – langsam reden – Liederbuch	Besuch in ihrem Zimmer (Einzelaktivierung) oder Gruppenaktivierung in der Singrunde je nach Befindlichkeit und Wunsch	ca. 10–15 Minuten, vormittags ab 10.00 Uhr am Dienstag und Donnerstag Regelmäßigkeit planen

Für eine Musik-Einzelaktivierung mit Frau Arndt im Zimmer kann man ihre Vorlieben aufgreifen. Dazu benötige ich vorab natürlich die Daten aus dem vorhandenen Biografiebogen, Gespräche mit den Angehörigen und Beobachtung im Team. Eine Fallbesprechung im Team ist notwendig. Das Ergebnis wird in eine angepasste Betreuungsplanung umgesetzt. Für die Umsetzung bedarf es einer guten Beziehungsebene, die ich mit einem bekannten Ritual (Lieblingslied) einleite.

Durchführung (Phase 5)

Begrüßung: Ich klopfe an die Zimmertür von Frau Arndt, öffne die Türe und nehme Blickkontakt mit ihr auf. Dabei begebe ich mich auf ihre Ebene und setze mich ihr gegenüber. Sie sitzt bereits in ihrem Rollstuhl; ich begrüße sie mit Namen, Händedruck und Blickkontakt. Zu unserem Begrüßungsritual gehört die erste Strophe des Liedes „Kein schöner Land", bei dem sie mit Freude kräftig mitsingt. Ich vermittle ihr meine Freude sie wiederzusehen, und damit Wertschätzung.

Hauptteil: Durch das bekannte Begrüßungslied ist eine gute Beziehung entstanden, „die Tür zum Langzeitgedächtnis ist geöffnet." Ich erkundige mich nach ihrer Befindlichkeit. Sie hört mir aufmerksam zu und strahlt. Leider kann sie mir nicht verbal antworten. Aber ihre nonverbale Kommunikation durch ihr Strahlen spiegelt mir, dass es ihr im Moment gut geht.

Nun informiere ich sie, dass wir heute miteinander singen, und gebe ihr das Liederbuch so, dass sie ihre Hände einsetzen kann (Feinmotorik ist begrenzt vorhanden). So kann sie die Bilder und großen Schriftzüge ansehen. Das gleiche mache ich auch. Durch die biografischen Daten kenne ich einige Lieder, die sie gerne gesungen hat. Dazu gehört das Lied „Am Brunnen vor dem Tore". Ich schlage es vor und helfe ihr beim Aufschlagen des Liederbuches. Ich summe das Lied leise vor und sehe, wie sie mich anstrahlt. Damit wir gemeinsam das Lied beginnen, zähle ich bis vier und dann singen wir gemeinsam die erste Strophe. Dies zu tun ist für uns beide eine Freude. Es ist schön zu beobachten, wie konzentriert sie meinen Informationen folgen kann. Ich biete die zweite Strophe des Liedes noch an, lese sie erst einmal vor. Danach beginnen wir sie gemeinsam zu singen. Ich muss ab und zu in das Liederbuch schauen, aber Frau Arndt singt auswendig. Dies bestätigt, dass die Liedtexte in dieser Generation sehr lange im Langzeitgedächtnis verankert sind. Diese Ressource von Frau Arndt greife ich auf und wir singen noch die dritte Strophe. Dann biete ich eine Trinkpause an und reiche ihr ihre geliebte Apfelsaftschorle. Danach summe ich noch das Lied „Freut euch des Lebens". Sie stimmt gleich mit ein. Ich biete ihr meine Hände an, sie greift danach und wir beide wiegen sie im Takt miteinander.

Verabschiedung: Ich leite die Verabschiedung mit dem Lied „Auf Wiedersehen“ (Ritual) ein. Sie singt mit, reicht mir ihre Hand zur Verabschiedung. Ich bedanke mich, vereinbare mit ihr den nächsten Termin und verlasse winkend das Zimmer.

Dokumentation (Phase 6)

- Frau Arndt hat mit Freude kräftig mitgesungen.
- Frau Arndt hat das Lied „Am Brunnen vor dem Tore“ auswendig gesungen.
- Frau Arndt war hochkonzentriert und folgte meinem Angebot, sich nach dem Rhythmus zu bewegen.
- Beim Ritual zur Begrüßung und zum Abschied sang sie kräftig mit.

Planungshilfen

Bei der Auswahl der Lieder sind folgende Punkte zu berücksichtigen:

- die momentane Stimmung und der individuelle Geschmack;
- eine ausgewogene Mischung, je nach Befindlichkeit;
- der Bekanntheitsgrad ist wichtig für die Wahl der Lieder: Erfolgserlebnis!
- regionale Unterschiede beachten
- Volkslieder, bekannte Operettenmelodien, alte Schlager haben einen hohen Bekanntheitsgrad;
- religiöse Lieder nicht vergessen;
- vertraute Musik hören, aber gezielt einsetzen (Achtung!);
- nicht vergessen, das Abspielgerät auszuschalten;
- Instrumentalbegleitung bietet eine zusätzliche Stimulierung.
- Liederbücher mit Großdruck nutzen.

Diese musikalischen Angebote können ohne großen Aufwand spontan angeboten werden. Häufig wirkt Musik mit bekannten Liedern in Spannungssituationen entspannend. Je nach Auswahl der Musik kann diese auch motivierend wirken. Man sollte dabei beachten, welche Ziele man erreichen möchte:

- langsame Musik = langsame Bewegung
- schnelle Musik = schnelle Bewegung
- laute Musik = kräftige Bewegung
- leise Musik = leichte, zarte Bewegung

8.6 Gartentherapie / Naturerleben

Während meiner Projektarbeit „Dahoim-Garten – Therapeutischer Garten für gerontopsychiatrisch erkrankte Bewohner in einem Alten- und Pflegeheim" im Rahmen meiner Weiterbildung habe ich mich sehr intensiv mit dem Medium Naturerleben und Gartenarbeit mit Menschen mit Demenz beschäftigt. Anschließende therapeutische Arbeit mit diesem Medium in Gruppen- und Einzelarbeit zeigten mir deutlich, wie wichtig das Naturerleben für den erkrankten alten Menschen ist. Einerseits kann er in und mit der Natur mit seinen Händen arbeiten, andererseits bietet die Natur in ihrer Vielfalt Raum für Genuss und passive Formen der Erholung. Entspannung aber braucht jeder Mensch, um gesund zu bleiben.

Wenn ich in einer dauernden Anspannung lebe, aus welchen Gründen auch immer, ist der „Akku" bald leer. Der Körper zeigt die Grenzen auf unterschiedliche Art und Weise, z. B. mit Kopfschmerzen, Konzentrationsschwäche, Magenproblemen, Herzjagen, verspanntem Nacken und vielem mehr. Das sind wichtige Symptome und Signale, dass der Körper Entspannung braucht. Viele Menschen suchen dann den Weg in die Natur in aktiver oder passiver Form. Der eine fährt eine Runde mit dem Rad, der andere legt sich in die Hängematte unter dem Baum und lässt die Seele baumeln.

Spüren Sie selbst mal nach! Wie ist es bei Ihnen? Wie wirkt die Natur bei Anspannungen auf Sie?

Wir können selbst dafür sorgen, unser Bedürfnis zu erfüllen, dass es uns gut geht. Wie geht es dem alten Menschen mit Demenz oder auch mit starken körperlichen Einschränkungen in Pflegebedürftigkeit? Hat er die Möglichkeit, die Natur zu erleben?

Eine gute Beziehungsebene zwischen Menschen und Pflanzen gibt es schon sehr lange. Schon aus dem alten Ägypten ist überliefert, dass die dortigen Hofärzte Gartenspaziergänge verordneten. Im Mittelalter nutzten Heilkundige den Zauber der Gartenarbeit bei der Behandlung von seelisch kranken Menschen. In vielen religiösen Schriften und Legenden wird die Wichtigkeit des Gartens und der Natur beschrieben. Schon in der Bibel wurde das Paradies im Garten Eden angesiedelt. Die hängenden Gärten der Semiramis gelten noch heute als eines der sieben Weltwunder der Antike. Die prunkvollen Schlossgärten in der Zeit des Barocks oder die zahlreichen Klostergärten zeigen die Bedeutsamkeit der Gärten über viele Jahrhunderte.

Nicht zu vergessen sind die Bauerngärten in unterschiedlichsten Größen, der Nutzgarten, der Schrebergarten, Vorgärten in ihrer vielfältigen farbigen Pracht (ein „Hingucker"), die für die heutige Seniorengeneration sehr große Bedeutung hatten. Wer einen Garten hatte oder vielleicht eine Landwirtschaft, war mit vielen wichtigen Nahrungsmitteln versorgt, insbesondere in der Zeit nach dem Krieg.

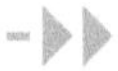

Überlegen Sie auch hier für ein paar Minuten: Wie ist der Alltag für den pflegebedürftigen alten Menschen? Erhält er die Möglichkeit, die positiven Elemente der Natur zu erleben?

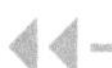

Dafür wird seit circa 15–20 Jahren die Gartentherapie als Interventionsmöglichkeit in die Seniorenarbeit einbezogen.

DEFINITION

„Durch **Gartentherapie** werden Klienten und Patienten und Menschen mit Beeinträchtigungen mit Hilfe gärtnerischer Tätigkeiten befähigt, mit sich selbst wie auch mit ihrer Umwelt in Kontakt zu treten, ihre Fähigkeiten zu praktizieren und ihre Defizite abzubauen. Durch die unmittelbare körperliche Auseinandersetzung in der Gartenarbeit werden Wachstum, Entwicklung und Veränderung sichtbar und erfahrbar. Neue Erfahrungsprozesse können in Gang gesetzt werden. Verbale, aber mehr noch die nonverbale Kommunikation spielt eine wichtige Rolle. Gartentherapie ist ein Prozess, bei dem gärtnerische Tätigkeiten eingesetzt werden, um Körper, Geist und Psyche des Menschen zu fördern und sein Wohlbefinden in seinem direkten Lebensumfeld zu stärken. Sie ist eine effektive Methode für Menschen aller Altersgruppen, unabhängig von ihren körperlichen Fähigkeiten und ihrer sozialen Herkunft." (www.ggut.org/gartentherapie.html, 15.07.2021)

Durch solche Angebote kann Natur erlebt und erfahren werden, die Erkenntnis „Ich gehöre dazu" fördert den Selbstwert, aber auch das Verantwortungsgefühl. Die Arbeit ist sinnvoll und schafft Realitätsbezug zu den natürlichen Kreisläufen. Kraft und Ausdauer werden gefördert, unsere Sensibilität wird gesteigert. Wir erleben Erfrischung, Erholung und Beanspruchung der Sinne, insgesamt eine harmonisierende Wirkung auf Psyche und Emotionalität. Es findet eine Interaktion mit Lebendigem statt.

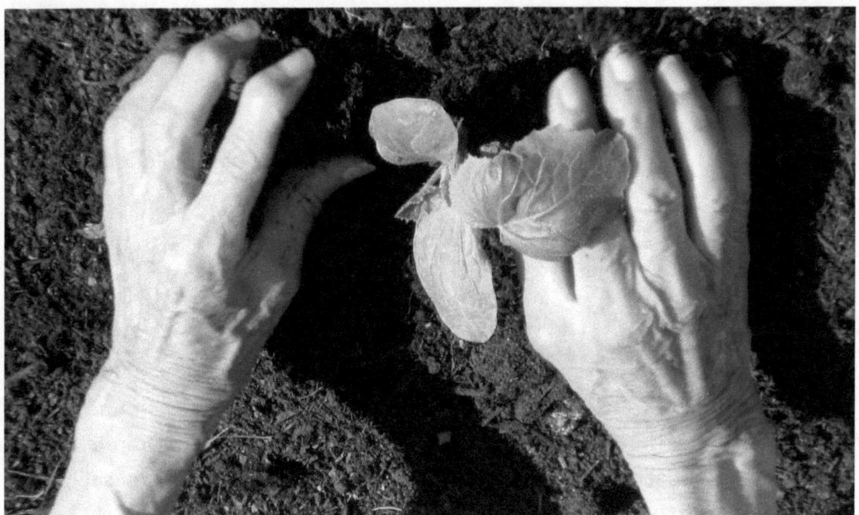

Abb. 8.5: Pflanzaktion

„Werden gartentherapeutische Aspekte in die Tagesstruktur mit einbezogen, erweitert und unterstützt dies den biografischen und milieutherapeutischen Ansatz. Angebote im Freien können unter anderem sein: begleitete Spaziergänge, gemeinsame Mahlzeiten, Pflanzenpflege, Pflanzenbeobachtungen, Pflegehandlungen an Bewohnern, die Unterstützung von regelmäßigen gartentherapeutischen Gruppenangeboten." (Putz 2013, 11)

Ziele der Betreuungsangebote mit Naturerleben und Gartenarbeit

Die Qualitäten der Natur unterstützen die Ziele in folgenden Bereichen:

- Im *physiologischen Bereich* werden die Entwicklung, der Erhalt und die Verbesserung der Motorik gefördert. Gleichzeitig werden die Koordination und das Gleichgewicht z.B. durch das Arbeiten an einem Hochbeet verbessert. Bei jeder Tätigkeit wird die sinnliche Wahrnehmung gefördert.
- Im *kognitiven Bereich* wird die Entfaltung der Kreativität gefördert, das Gedächtnis wird durch Erinnerungsarbeit trainiert. Aktivitäten in der Natur fördern die zeitliche, räumliche und situative Orientierung. Die momentane Verbesserung des Sprachverständnisses und Sprachausdrucks durch das Wiedererkennen fördert den Erhalt von Lese- und Schreibfertigkeiten.
- Im *psychisch-emotionalen* Bereich werden die Kontakte mit der Natur und die Freude im vielfältigen Erleben gefördert. Selbstachtung und Selbstvertrauen werden gestärkt, der Betreute kann zum Betreuer werden. Der Mensch erlebt Interesse an der Zukunft.

- Der *soziale Bereich* wird durch die Interaktion mit der Pflanze gefördert. Die Kommunikation über das Naturerleben stärkt den sozialen Austausch. Es erfolgt eine Identifikation mit der Gruppe und der Umgebung.

So kann Naturerleben oder Gartenarbeit nach dem 6-Phasen-Modell konkret ablaufen:

Informationssammlung (Phase 1)

BEISPIEL

Frau Winter, 79 Jahre alt, ist demenzkrank und leidet zudem an der Parkinson'schen Krankheit. Sie ist sehr vergesslich sowie zeitlich und örtlich desorientiert; sie erkennt aber noch Personen aus ihrem Umfeld. Das Langzeitgedächtnis ist noch weitgehend intakt. Sie ist ein geselliger Mensch und liebt es, Menschen um sich zu haben.

Ihr Mann ist vor drei Jahren verstorben. Mit ihm gemeinsam lebte sie in einem kleinen eigenen Häuschen mit einem wunderschönen Blumengarten in einer schwäbischen Kleinstadt. Der Garten war Frau Winters Ein und Alles. Frau Winter kochte und backte gerne für ihren Mann und sich, aber auch für Gäste. Ihre Tochter ist verheiratet und hat zwei Kinder. Sie leben mit der Familie 200km entfernt.

Nachdem Frau Winter aufgrund ihrer Erkrankungen zu Hause nicht mehr zurechtkam und die ambulante Pflege nicht mehr ausreichte, kam sie vor einem Monat in ein Pflegeheim. Frau Winter ist nun körperlich stabil (sie läuft mit dem Rollator) und hat viele Menschen um sich. Aber es ist ihr sehr häufig langweilig und sie sucht nach Arbeit.

Tab. 8.11: Ressourcen und Probleme von Frau Winter

Ressourcen Frau Winter (Phase 2)	Probleme Frau Winter (Phase 2)
ist kontaktfreudig, gesellig	ist zeitlich, örtlich desorientiert
ist interessiert	leidet unter Parkinson
hat eine Tochter, zwei Enkelkinder	Ehemann vor drei Jahren gestorben
läuft am Rollator	eingeschränkte Alltagskompetenz
liebt den Garten, liebte die Gartenarbeit	klagt über Langeweile
kochte und backte gerne	ist vergesslich
erkennt noch Personen	
Langzeitgedächtnis intakt	

Ziele (Phase 3)

- Frau Winter erlebt Erinnerungen an Vergangenes.
- Frau Winter erlebt Reize mit der ihr bekannten natürlichen Umwelt.
- Frau Winter erlebt zwischenmenschliche Beziehung.
- Frau Winter erlebt den Tagesablauf als sinnvoll.
- Frau Winter fühlt sich in der Gruppe wohl.
- Frau Winter beschäftigt sich ihren Fähigkeiten entsprechend.

Tab. 8.12: Interventionsbeispiel Frau Winter

Angebot (Phase 4)	Motivation/ Kommunikation	Raum	Zeit
Saat, Pflege und Ernte am Hochbeet in der Gruppe	– persönliche Begrüßung aller Bewohner (4 BW) mit Blickkontakt und direkter Ansprache – Befindlichkeitsrunde – selbständige Auswahl der Tätigkeit	Treffpunkt am Hochbeet im Garten Sitzgruppe draußen am Hochbeet Arbeitsmaterial ist vorbereitet	ab Anfang Mai jeden Mittwoch um 10.00 Uhr

Für eine Kleingruppenaktivierung mit Frau Winter kann man ihre Vorliebe für den Garten und die Gartenarbeit nutzen. Ihre Kontaktfreudigkeit erlaubt es, die Aktivierung mit drei anderen interessierten Bewohnerinnen durchzuführen. Diese soll nun regelmäßig von der Saatperiode über die Pflege der Pflanzen bis zur Erntezeit erfolgen.

Durchführung (Phase 5)

Begrüßung: Wir treffen uns in einem Stuhlkreis am Hochbeet im Garten. Zunächst nehme ich direkten Kontakt mit jeder einzelnen Dame auf, begrüße sie mit Handschlag und persönlicher Ansprache. Dabei halte ich Blickkontakt und stelle mich vor, da Frau Winter heute das erste Mal dabei ist. Ich setze mich so in die Runde, dass wir uns alle sehen. „Schön, dass Sie alle wieder da sind. Ich freue mich, Sie wiederzusehen." Diese wertschätzenden Worte stärken die Beziehungsebene. Frau Winter stelle ich den anderen vor und übergebe ihr das Wort; wenn sie mag, kann sie noch etwas über sich erzählen. Auch den anderen Damen gebe ich die Möglichkeit, sich selbst vorzustellen. Währenddessen beobachte ich sie alle und frage noch nach ihrem Befinden, damit ich weiß, worauf ich achten muss.

Hauptteil: Nun informiere ich die Gruppe, was wir beim letzten Gartentreff vereinbart haben und welche Aufgaben für heute anstehen. Ich zeige ihnen, was ich mitgebracht habe: eine Tüte Radieschensamen, mehrere altbekannte Kräuterpflanzen im Topf, die auf dem Hochbeet stehen, und Pflanzenschilder. Alle werden gebeten, sich die Arbeitsschürze anzuziehen, so dass wir starten können. Das Anlegen der Schürze in ein Trigger: Jetzt wird gearbeitet. Sie stehen auf und gehen mit ihren Rollatoren zum Hochbeet. Als Frau Winter die Kräutertöpfe sieht, hat sie gleich ihre Aufgabe gefunden. Frau Fuchs, die mit ihren roten Hosen nicht zu übersehen ist, schließt sich ihr an. „Das machen wir beide, wir sind die „Kräuterhexen"! Frau Klein muss lachen. Und schon beginnen sie, die Kräuter in die vorgesehene Hälfte des Hochbeetes zu pflanzen. Ohne weitere Anleitung graben sie mit kleiner Schaufel und mit ihren Händen ohne Handschuhe die Kräuterpflanzen in die Erde. Ich bemerke ihr Interesse, ihre Fähigkeiten und ihre Freude.

Die anderen zwei Damen lockern mit einer kleinen Hacke die Erde auf, ziehen kleine Furchen und säen die Radieschensamen recht selbständig. Ich bin überrascht, wie genau die Abstände der Furchen eingehalten werden, und lasse dieses selbständige Tun auch dann zu, wenn die Saat gerade nicht so gleichmäßig verteilt wird. Ich beobachte die fleißigen Gärtnerinnen, die vor Begeisterung strahlen.

Frau Winter ist gedanklich sicherlich bei ihrer gewohnten Gartenarbeit und hat keine Berührungsängste zu den bisher unbekannten Mitbewohnerinnen. Sie fragt nach einer Gießkanne, damit sie die gepflanzten Kräuter angießen kann.

Ich bitte sie, mit mir zum Brunnen zu kommen, wo die Gießkannen hängen. Sie nimmt ihren Rollator und läuft hinter mir her. Die Kanne wird gefüllt und auf den Rollator gestellt. Jetzt geht's zum Hochbeet, die Kräuter werden gegossen und das restliche Wasser erhalten die zwei anderen Damen für ihre Radieschen.

Nun leite ich die Damen noch an, die Pflanzenschilder zu beschriften und diesen den richtigen Platz zu geben.

Dann wird gemeinsam aufgeräumt und wir gehen zum Brunnen, waschen uns die Hände und setzen uns anschließend in den Stuhlkreis. Die Schürzen nehmen wir ab, falten sie ordentlich und legen sie in den vorgesehenen Korb zurück. „Ordnung muss sein", hören wir stimmgewaltig von der Dame mit der roten Hose.

Abschied: Ich leite die Verabschiedung mit einem Satz ein: „Nach getaner Arbeit sollst…" „du ruhen" ergänzt Frau Winter. Ja, sie haben viel geschafft.

Ich reflektiere laut, was die Gruppe heute alles geleistet hat, und bedanke mich bei allen persönlich. Dann führe ich das Ritual an, wir fassen uns alle an den Händen und wünschen uns einen guten Appetit, denn bald gibt es Mittagessen. Gleichzeitig verabschieden wir uns mit einem kräftigen Händedruck. Ich weise noch auf den nächsten Termin hin und begleite die Damen auf ihre Station.

Dokumentation (Phase 6)

- Frau Winter beschäftigt sich – angepasst an ihre Fähigkeiten – beim Einpflanzen der Kräuter.
- Frau Winter äußert Freude über die Aktivierung. Ihr Selbstwertgefühl wird gestärkt.
- Frau Winter fühlt sich in der Gruppe wohl.

Planungshilfen

Natur und Garten erlauben zahlreiche Angebote zur Esskultur, sowohl draußen als auch im Bewohnerzimmer, dort z. B. das lebende Fensterbrett. Es ist sinnvoll und bietet Sicherheit und Orientierung. Folgende jahreszeitliche Betreuungsangebote eignen sich gut:

Frühling:

- Frühlingszwiebeln in Gläsern oder Flaschen antreiben;
- bunte Blumen in Hochbeete, in Balkonkästen oder Holzkästen pflanzen;
- Sommerblumen aussäen, gießen, beobachten, pikieren, topfen, auspflanzen;
- Kräuter riechen, pflücken, schmecken;
- österlicher Nestbau;
- Kartoffeln in ein Hochbeet oder einen Eimer pflanzen, beobachten, anhäufen;
- den Gehörsinn anregen, dem Vogelgezwitscher lauschen.

Sommer:

- Erdbeeren, Tomaten, Radieschen pflegen, beobachten, pflücken und essen;
- Zierkürbispflanzen setzen;
- Kräuterkranz binden;
- Kräuter ernten und trocknen, Tees und Duftsäckchen herstellen;
- Blüten-Memo herstellen und damit spielen;
- Duftblumen pflücken und Sträuße richten bzw. binden;
- einen Naschparcours beobachten, seine Früchte naschen, ernten und genießen;
- Kartoffeln ernten, mit selbstgemachtem Kräuterquark zubereiten und verspeisen;
- Balkonbepflanzung gießen, beobachten und pflegen.

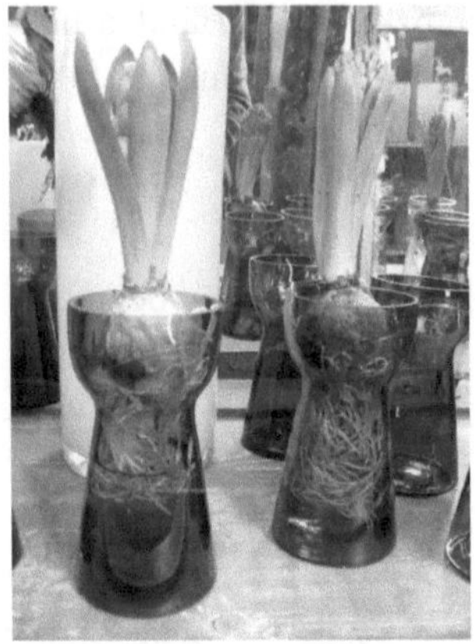

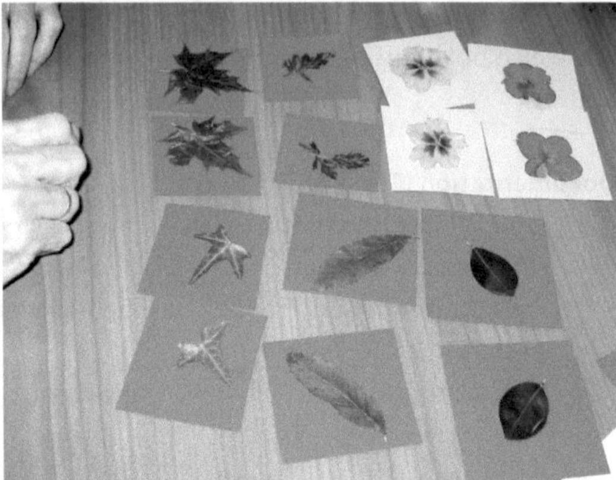

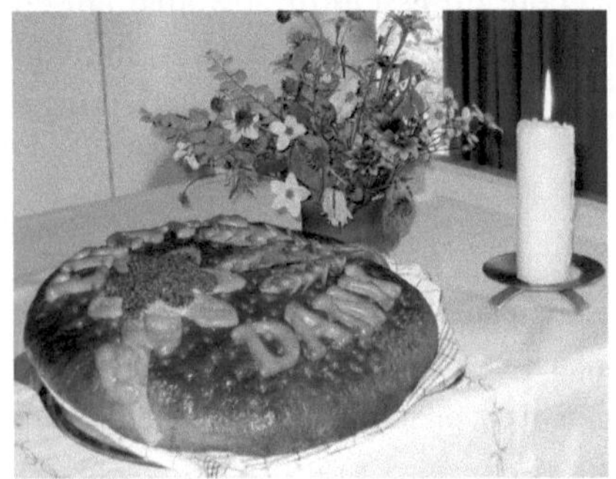

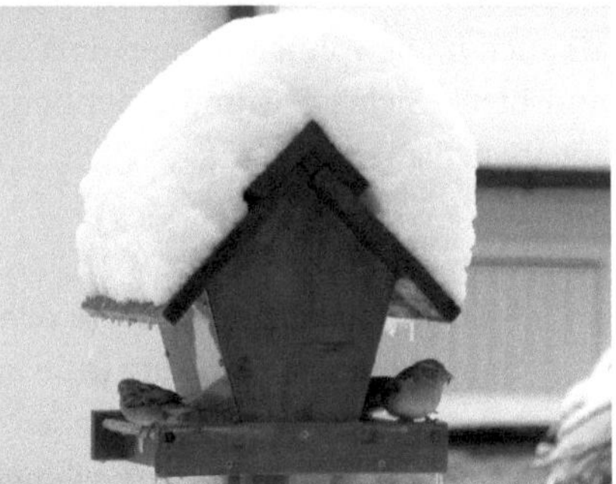

Abb. 8.6: Jahreszeitliche Naturaktivitäten: Frühlingszwiebeln in Gläsern – Sommerliches Blatt- und Blütenmemo – Erntedankbrot im Herbst – Vogelbeobachtung im Winter

Herbst:

- Herbstbepflanzung von Kübeln und Balkonkästen;
- mit Blättern Naturbilder gestalten;
- Äpfel ernten, Apfelmus und Apfelkuchen zubereiten und genießen;
- Kräuterbüschel binden zum Trocknen;
- kreatives Pflanzenpressen;
- Dahlien und Asternsträuße schneiden und arrangieren;
- Frühlingszwiebeln in die Erde pflanzen;
- Kürbisse für Dekorationen nutzen.

Winter:

- Adventsgestecke basteln;
- Tee aus getrockneten Kräutern zubereiten;

- Vogelfütterung beobachten;
- Zimmerpflanzen pflegen und vermehren;
- Pflanzenrätsel;
- Barbarazweige;
- Adventskranz binden.

Von großer Bedeutung ist es, bettlägerigen alten Menschen Elemente der Natur ans Bett zu bringen.

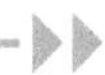

Stellen Sie sich vor, Sie sind in der Situation eines alten Menschen mit hoher Pflegebedürftigkeit. Sie sind auf Hilfe anderer angewiesen, schaffen es nicht mehr, das Bett zu verlassen, und das vielleicht schon mehrere Monate oder Jahre: Was fehlt Ihnen da in Bezug auf das Erleben der Natur? Sie liegen im Bett auf dem Rücken. Welche Sinnesreize nehmen Sie wahr? Sie werden regelmäßig gelagert auf die linke Seite, dann auf die rechte Seite. Was nehme Sie in dieser Lage wahr? Wenn Sie mögen, schreiben Sie diese Dinge auf, um sich bestmöglich in die Situation dieses Menschen einzufinden.

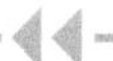

Die folgenden vielfältigen Sinnesangebote am Bett können viel bewirken:

- Frische Blumen gemeinsam in die Vase stellen. Diese bewundern und betrachten, den Duft und die Farbe genießen.
- Erinnern an Pflanzennamen und darüber kommunizieren. In Erinnerungen schwelgen. Das Langzeitgedächtnis wird angeregt.
- Angefeuchtetes Moos aus dem Wald mitbringen, es verbreitet einen angenehmen Waldgeruch.
- Naturmaterialien aus dem Wald mitbringen, diese ertasten, riechen; erzählen lassen.
- Kräuter riechen und schmecken lassen. Gesprächsanregung: Welche Gerichte lassen sich damit geschmacklich verfeinern?
- Pfefferminze, Kamille, Salbei als Sinnesreize nutzen in Form einer gemeinsamen Teerunde. Frisch aufbrühen und gemeinsam genießen.
- Eine Orange mit Nelken spicken; verbreitet weihnachtlichen Duft.
- Das Fenster öffnen! Das Pflegebett so stellen, dass der Bewohner Reize von außen wahrnehmen kann, wie das frischgemähte Gras, der Baum in seiner Blüte, die Sonne, der Himmel und die Wolken.
- Frisches Heu zur Geruchsanregung nutzen.

8.7 Tiergestützte Intervention

Sind Sie ein Tierfreund? Vielleicht haben Sie einen Hund oder eine Katze, ein Aquarium, einen Wellensittich oder ein Meerschweinchen?

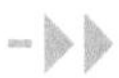

Warum haben Sie das Tier? Was gibt es ihnen? Vielleicht haben Sie einen Hund in Ihrer Wohnung, oder beobachten auch draußen während eines Spaziergangs Tiere, denen Sie begegnen?

Wie geht es den alten Menschen, den Menschen mit Demenz? Können sie den geliebten Tierkontakt in einer pflegeabhängigen Situation in einer Wohngruppe erleben und spüren? Viele Menschen haben besondere Erfahrungen und Beziehungen zu Tieren aufgebaut. Sie rufen vielleicht nach ihrem „Struppi" oder „Peterle", weil der Hund oder der Vogel in ihrer erlebten Realität noch präsent ist, auch wenn es ihn in der Pflegesituation nicht mehr gibt.

Tiere vermitteln einem Menschen auf der nonverbalen und emotionalen Ebene Wärme und Geborgenheit. Dadurch entstehen besondere, wertfreie Beziehungen. Die Defizite spielen keine Rolle, denn das Bedürfnis nach „Verstandenwerden" steht im Vordergrund. Diese werden nonverbal von beiden Seiten vermittelt. Tiere wirken zudem kognitiv stimulierend; sie regen Erinnerungen an und beugen Einsamkeitsgefühlen vor.

So kann tiergestützte Intervention nach dem 6-Phasen-Modell konkret ablaufen:

Informationssammlung (Phase 1)

BEISPIEL

Herr Böhm ist 81 Jahre alt und lebt seit einem Jahr im Pflegeheim. Er ist ein sehr ruhiger, freundlicher Mensch, der Zeit seines Lebens als Tierpfleger in einem Naturpark gearbeitet hat.

Im Alter von 67 Jahren ging er in Rente und führte bis zu seinem 78. Lebensjahr ein friedliches und relativ zurückgezogenes Leben. Er war ein Einzelgänger, der die meiste Zeit mit seiner Hündin Isa in den Wäldern unterwegs war. Obwohl er sehr freundlich war, hatte er keine engen Freunde oder Familienangehörige. Er war nie verheiratet und hatte auch nie eine Partnerin. Er liebte seinen Beruf und die Natur.

Seine Nachbarn waren liebenswerte Menschen, die besorgt waren,

als Herr Böhm anfing, mitten in der Nacht mit Isa spazieren zu gehen. Manchmal kam die Hündin ohne Herrchen nach Hause. Die Nachbarin entdeckte eines Nachts um 4 Uhr Isa mit Halsband und Leine bellend vor der Tür des Besitzers. Die Tür wurde nicht aufgemacht, so nahm die Nachbarin die Hündin zu sich ins Haus und ihr Mann suchte draußen nach Herrn Böhm. Er fand ihn verwirrt, unterkühlt und verzweifelt im Wald in der Nähe seines Hauses. Nach diesem Zwischenfall nahmen die Nachbarn sich vor, von jetzt an ein Auge auf Herrn Böhm zu haben. Jeden Tag schauten sie einmal vorbei und am Sonntag kam Herr Böhm zu ihnen zum Essen. Es entstand eine von Wertschätzung geprägte Beziehung.
Sein Verhalten veränderte sich weiter, Herr Böhm erkannte seinen geschätzten Nachbarn manchmal nicht mehr. So wurde dann im Alter von 79 Jahren bei Herrn Böhm Demenz diagnostiziert.
Die Nachbarn erkannten deutlich die Zunahme der eingeschränkten Alltagskompetenz, worauf sie Kontakt mit dem Sozialdienst aufnahmen. Es folgte die Aufnahme in ein Pflegeheim, Hund Isa blieb bei den Nachbarn.
Auch im Pflegeheim nutzt Herr Böhm die sozialen Gruppenangebote nicht. Er ruft sehr häufig nach Isa. Sonst ist seine verbale Kommunikation eingeschränkt. Seine geliebten Spaziergänge werden auch kürzer, er läuft mittlerweile am Rollator. (Angelehnt an Ellis/Astell 2019.)

Tab. 8.13: Ressourcen und Probleme von Herrn Böhm

Ressourcen Herr Böhm (Phase 2)	Probleme Herr Böhm (Phase 2)
ist ein ruhiger freundlicher Mann	ist zeitlich, örtlich, situativ desorientiert
war Tierpfleger in einem Naturpark	leidet unter Demenz
lebte allein und zurückgezogen	verbale Kommunikation eingeschränkt
geht am Rollator	eingeschränkte Alltagskompetenz
liebt seinen Hund Isa	Isa fehlt ihm
hat besorgte Nachbarn	lebt zurückgezogen
Nachbarn besuchen ihn im Pflegeheim	hat keine Familienangehörigen

Ziele (Phase 3)

- Herr Böhm erlebt Erinnerungen an Vergangenes.
- Herr Böhm erlebt Reize durch seinen Hund.
- Herrn Böhm sind Kontakte durch die Nachbarn sicher.
- Herrn Böhms Milieu ist mit Bildern aus seinem Berufsleben gestaltet.
- Herr Böhm kann sich mit dem Rollator fortbewegen.

Tab. 8.14: Interventionsbeispiel für Herrn Böhm

Angebot (Phase 4)	Motivation/ Kommunikation	Raum	Zeit
regelmäßiger Kontakt mit seinem Hund Isa und seinen Nachbarn vor und nach dem Besuch kurze Kontaktaufnahme mit dem Pflegepersonal	– persönliche Begrüßung mit Blickkontakt und direkter Ansprache – nonverbale Kontaktaufnahme mit Isa – gemeinsam Gassi gehen	Treffpunkt im Zimmer	Terminabsprache mit den Nachbarn

Durchführung (Phase 5)

Da Herr Böhm schon immer ein freundlicher Einzelgänger war, sind seine einzigen Kontakte die fürsorglichen Nachbarn und sein Hund Isa. Diese geben ihm Sicherheit und erfüllen ihm seine wichtigsten Bedürfnisse. Isa ist sein „Ein und Alles". Herr Böhm redet mit seinem Hund, streichelt ihn. Die gelebte Beziehung tut beiden gut. Zwischendurch gibt er Isa auch ein Leckerli.

Diese Kontakte finden in Kooperation mit dem Pflege- und Betreuungspersonal statt. Je nach Herrn Böhms Befindlichkeit werden auch kurze Spaziergänge mit Rollator oder, wenn notwendig, mit Hilfe eines Rollstuhls durchgeführt. Das bekannte Gassi-Gehen weckt Erinnerungen und stärkt sein Selbstwertgefühl.

Die Rückmeldung der Nachbarn ans Personal ist nach der Verabschiedung sehr wichtig, um Informationen für die Dokumentation zu bekommen.

Dokumentation (Phase 6)

- Herr Böhm erlebt vertraute Kontakte mit seinem Hund Isa.
- Herr Böhm erlebt Lebensfreude durch den Besuch der Nachbarn.
- Herr Böhm führte seinen Hund Gassi und konnte dadurch sein Selbstwertgefühl stärken.

Planungshilfen

Wichtig sind bei tiergestützten Interventionen die individuellen Bedürfnisse, die früher „erfahrenen" Tierkontakte und die Beachtung wichtiger Hygienevorschriften. Dies ist ein sehr umfangreicher Bereich! Wichtigstes Ziel der tiergestützten Interventionen ist es, den alten Menschen Normalität erleben zu lassen.

Ich empfehle Ihnen dazu das Buch „Demenz – Ein neuer Weg der Aktivierung: Tiergestützte Intervention" von Carola Otterstedt.

8.8 Esskultur

Beim Essen und Trinken sprechen wir von essenziellen Grundbedürfnissen. Es sind wichtige Energieträger für Jung und Alt, die uns helfen, unseren gewohnten Alltag zu leben. Kommt es durch unterschiedliche Gründe über einen längeren Zeitraum zu einem Ungleichgewicht, einer Unterversorgung, reden wir von Mangelernährung.

Was kann ich tun, wenn bei Menschen mit Demenz die Alltagskompetenz immer mehr verloren geht, der Appetit nicht mehr da ist oder das Essen als solches nicht mehr erkannt wird? Das neue Wohngruppenkonzept ermöglicht es den Bewohnerinnen und Bewohnern, ein familiäres Miteinander zu erleben. Unter Berücksichtigung der individuellen Bedürfnisse des Menschen, seiner Biografie und noch vorhandenen Ressourcen soll er den Alltag erleben und gestalten. Dazu gehört als Aktivierung auch die „gewohnte Esskultur".

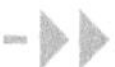

Nehmen Sie sich einen Moment Zeit und stellen Sie sich die Frage: Wie sieht mein Essverhalten aus? Gibt es Situationen und Gegebenheiten, wo Sie das Essen bewusster genießen? Woran liegt das?
Wie erleben Sie das Essverhalten im Pflegeheim oder auch bei einem alten Menschen daheim? Was beobachten Sie am Esstisch im Speisesaal? Was erleben Sie in der Wohnküche daheim? Machen Sie sich Notizen. Es ist spannend, was Sie daraus für sich und im Berufsalltag erkennen.

gibt uns Kraft
bereitet uns Freude
verbindet uns Menschen
unsere Nahrung
schenkt uns Behaglichkeit
stärkt unsere Gesundheit

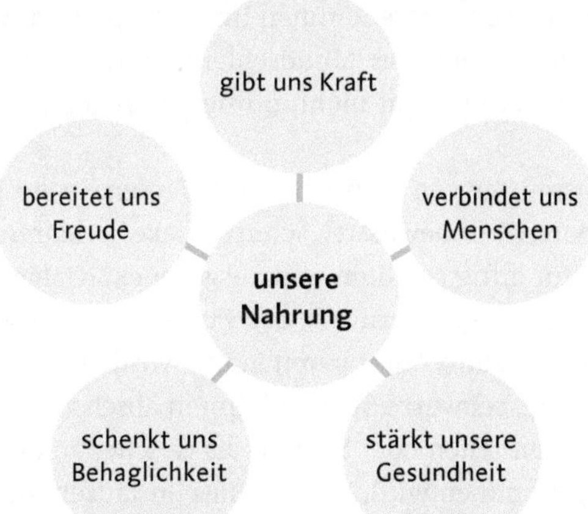

Abb. 8.7: Interaktion durch unsere Nahrungsaufnahme

Informationssammlung (Phase 1)

All dies zeigt uns, dass wir dem Essen einen hohen Stellenwert geben sollten. Menschen mit Demenz – bei mittelschwer oder schwer ausgeprägten Krankheitssymptomen – leiden unter erheblichen Störungen der Gedächtnisleistungen, die Denkvorgänge sind beeinträchtigt.

Wie häufig sieht man am Tisch Teilnahmslosigkeit oder dass jemand in den Teller seines gegenübersitzenden Mitbewohners greift! Warum ist das so? Sieht er vielleicht seinen eigenen Teller nicht?

Diese Beeinträchtigungen haben Gründe. Vielleicht sieht der Mensch mit Demenz nicht die Speisen oder kann nicht mehr mit dem Besteck umgehen, versteht die Situation nicht oder ist überfordert. Demenziell Erkrankte spüren oft eine innere Unruhe und sind unterwegs auf der Suche nach etwas Neuem, das sie vielleicht auch nicht mehr benennen können. Als weitere mögliche Ursachen sind zu beachten:

- Zahnschmerzen oder Druckstellen im Mund
- Schmerzen oder andere körperliche Beschwerden
- Depression
- Nebenwirkung von Medikamenten
- Obstipation
- Essen schmeckt nicht
- Schluckstörungen
- Schwinden von Lebensmut

Probleme (Phase 2)

Das gezeigte Verhalten deutet darauf hin, dass die aktuelle Situation nicht (mehr) als Teil des Lebenszusammenhangs erlebt wird. Die Körpersignale können meistens nicht mehr wahrgenommen und interpretiert werden z. B. Knurren des Magens, Trockenheit der Mundschleimhaut, Schmerzempfindungen. Vielleicht wissen sie häufig nicht mehr, ob sie schon gegessen oder getrunken haben.

Viele Verhaltensmuster von Menschen mit Demenz beim Essen lassen sich auch durch angeborene, unbewusste „Schutzreflexe" erklären. So werden häufig bittere Speisen für giftig gehalten und ausgespuckt. Genauso werden kleine Krümel nicht geschluckt, sondern mit der Zunge aufgespürt und dann auch ausgespuckt. Die Gabel kann Angst bereiten und wird aus diesem Grunde nicht genutzt. Giftgrüne und schwarze Speisen können abschrecken.

Wenn jemand Essen teilen oder Speisen als Geschenke überreichen möchte und dies nicht angenommen wird, bewirkt dies Enttäuschung beim Gebenden.

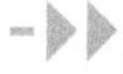

Sicher wurde Ihnen auch schon mal eine Kostprobe von einem Bewohner oder alten Menschen angeboten. Wie haben Sie darauf reagiert, wie argumentiert?

Die Hausfrauen in ländlichen Regionen haben früher für die große Familie gekocht. Auf einem Bauernhof sogar noch für das Personal. Es gehörte zum Alltag, dass alle gemeinsam an einem Tisch saßen und gegessen haben. Außerdem hat man früher häufig Essgeschenke gemacht. Das wurde dankend angenommen. Und jetzt lebt die „Bäuerin mit Demenz" im Pflegeheim und erlebt, dass ihre Geschenke nicht mehr angenommen werden. Dieses Beispiel zeigt ganz deutlich ihre gelebte Realität und die Realität und Struktur in unserem Gesundheitssystem.

Zusätzlich dürfen wir Verhaltensweisen und Bräuche rund um das Essen in anderen Kulturen nicht vergessen. Welche Rolle spielt das Essen im Buddhismus, Hinduismus, Islam und im Judentum? Ein immer wichtigeres Thema bei der „Esskultur" im Alter und bei Demenz.

Hier möchte ich gerne das Buch „Kultursensible Altenpflege" von Monika Paillon empfehlen.

„Bei demenzkranken Menschen mit degenerativen Prozessen im Bereich des Frontalhirns (sg. Frontotemporale Demenz) wird häufig eine ‚orale Enthemmung' beobachtet. Sie neigen dazu, alle Gegenstände, die sie in der Hand halten, in den Mund zu führen. Egal, ob sie essbar sind oder nicht. Auch würden sie möglicherweise große Nahrungsstücke, wie z. B. eine Bratwurst, ganz herunterschlingen. Diese Kranken gefährden sich dadurch erheblich und benötigen ständige Aufsicht. Wichtig ist in solchen Fällen, neben einem Versuch der medikamentösen Behandlung, dass die Umgebung frei von Gegenständen ist, die dazu animieren, sie in den Mund zu stecken." (Wojnar/Perrar 2014, 18)

Angepasster Umgang mit Ernährungsproblemen bei Demenz (Phase 3)

Methodische Ansätze (Phase 4)

Wohltuende Atmosphäre (Sehen): Die Mahlzeiten sind eine der wichtigsten Beschäftigungen für Menschen mit Demenz. Sie finden in der Gemeinschaft statt, haben einen vertrauten Charakter und stimulieren. Ein „heimeliges" Esszimmer mit Möbeln im einheimischen Stil, Tischwäsche, Blumen und Servietten verstärken die Vertrautheit. Dazu zählt das bekannte Eindecken. Das Geschirr sollte sich als Kontrast vom Tisch abheben. Bei einem weißen Tisch nutzen Sie ein Set, das sich farblich deutlich vom evtl. weißen Geschirr abhebt.

Die Speisen bitte nacheinander in der bekannten Speisefolge servieren, sonst fühlt sich der demenzielle Mensch überfordert. Beim Frühstück evtl. die gewohnte Zeitung am Platz hinlegen.

Wichtig: Das Verhalten am Tisch sollte grundsätzlich nicht korrigiert werden. Wenn jemand nur noch mit den Fingern essen kann, bieten Sie ihm Fingerfood an. Die noch vorhandenen Ressource – mit den Fingern zu essen – soll genutzt und erhalten bleiben.

Klappergeräusche beim Tischdecken (Hören): Das Klappern des Geschirrs weckt Erinnerungen. Dieses kann zum Mithelfen animieren.

Bekannte Redewendungen beim Essen nutzen: „Es schmeckt köstlich! Probieren Sie mal! Das haben wir schon lange nicht mehr gegessen!" Positive Äußerungen und Sätze wirken motivierend:

- Guten Appetit!
- Zum Wohle!
- Sehr gut!
- Lassen wir es uns gut gehen!
- Wie bei Muttern!
- Hier sind wir in guten Händen!
- Es ist genug für alle da!
- Das haben wir uns verdient!

Gerüche aus der Küche (Riechen): Günstig ist es, wenn man konzeptionell vor Ort kochen und backen kann. Dieses ist auch im Wohngruppenkonzept verankert und bietet eine Vielzahl alltäglicher Küchengerüche: den Duft eines frisch aufgebrühten Kaffees, eines gebackenen Kuchens oder auch von frischen Waffeln.

Bekanntes Lieblingsessen (schmecken): Es gilt, bekannte regionale Gerichte zu kochen, die einen hohen Erinnerungswert haben. Berücksichtigen Sie die Erfahrung, dass Menschen mit Demenz gerne süße Speisen essen. Beliebte und bekannte abendliche Rituale anbieten und genießen lassen.

TIPP

Pfirsich-, Birnen- oder Bananensaft sind beliebter, da sie dickflüssiger sind.

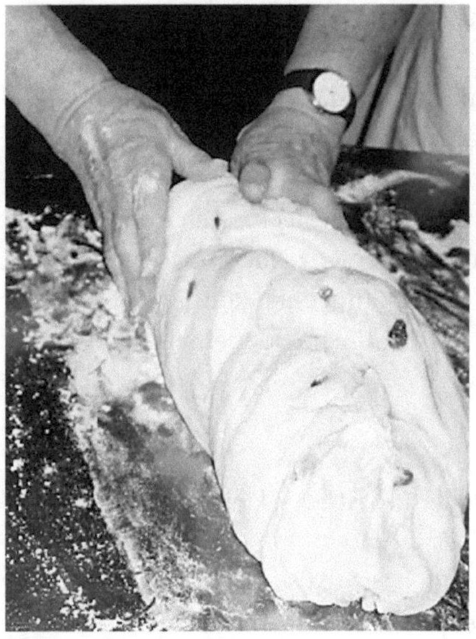

Abb. 8.8: Teigformen regt die Sinne an

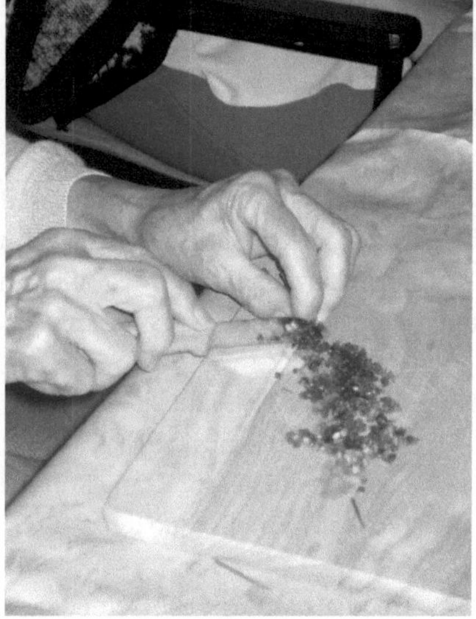

Abb. 8.9: Beim Zubereiten helfen

Beim Zubereiten helfen, selbst essen (tasten): Liebevoll gestaltete Mahlzeiten und eine angenehme Atmosphäre reichen manchmal nicht mehr aus. Vielleicht wissen die Betreuten nicht mehr, wie gegessen wird, und brauchen verschiedene Formen der Hilfestellung.

> *„Der Kranke soll so lange wie möglich selbständig essen, um ungestörte, dem individuellen Rhythmus angepasste Abläufe der Nahrungsaufnahme, des Kauens und des Schluckens beizubehalten. Oft reicht es, dem Kranken den Löffel oder die Gabel in die Hand zu geben und die Bewegung durch Unterstützung und vorsichtige Führung des Armes anzuregen. Bei erhöhten und besonders fortgeschrittenen Stadien der Demenz kann es hilfreich sein, beim Führen des Armes hinter dem Kranken zu stehen und ‚unsichtbar' zu bleiben." (Wojnar/Perrar 2014, 29)*

Vielleicht braucht der Kranke auch ein Gegenüber, dessen Verhalten er nachmachen kann. Keine sonstigen Ablenkungen. Wenn dies nicht mehr möglich ist, wird das Thema „Fingerfood" wichtig werden.

Fingerfood

Als Fingerfood eigenen sich alle Speisen, die in mundgerechte Stücke mit etwa ein bis zwei Bissen geteilt oder gleich so zubereitet werden. Fingerfood sollte leicht zu greifen, gut zu beißen, einfach zu kauen und zu schlucken sowie möglichst nicht klebrig sein.

Diese Form der Kost eignet sich als Snack oder Zwischenmahlzeit für alle Bewohner. Für Menschen mit einem Ernährungsmangel kann sie energiereich zubereitet werden.

Besonders gilt dies für Bewohner, die nicht mit Besteck essen können oder mögen. Fingerfood hilft auch Bewohnern mit Demenz, die abhängig von der Tagesform kaum oder gar nicht mehr mit Besteck umgehen können oder möchten. Genauso wichtig ist es für Menschen mit Parkinson oder einem Tremor.

Fingerfood zum Frühstück:

- Obst- oder Gemüsestücke,
- belegte und geschnittene Brötchen- oder Brotstücke, kleine Pumpernickel,
- (Vollkorn-)Grießschnitten.

Fingerfood als Mittagsmahlzeit oder als herzhafte Zwischenmahlzeit:

- schonend gegarte oder rohe (z. B. Gurke, Paprika) gewürfelte Gemüsestücke,
- kleine Kartoffeln oder Kartoffelwürfel, Kroketten, Pommes Frites, Herzoginkartoffeln, Gnocchi, Nudeln,
- klein geschnittene Fleischstücke,
- kleine Pasteten, herzhaft gefüllte kleine Windbeutel,
- geschnittenen Aufläufe, Pizza, Gemüsekuchen, Quiche,
- Polenta- oder Grieß-Gemüseschnitten,
- kleine Bratlinge, Kartoffeltaler,
- kleine Buchteln (süß oder herzhaft gefüllt).

Fingerfood als Abendessen:

- geschnittene, belegte Brotstücke,
- Fischröllchen oder -bällchen,
- Aufläufe, Gemüsekuchen, Pizza, Flammkuchen,
- Käsewürfel,
- geschnittene Rohkost mit Dip,
- herzhaftes Gebäck, kleine krosse Brotscheiben, Gemüsechips.

Fingerfood als süße Zwischenmahlzeit:

- Obst, klein geschnitten,
- Grießschnitten, Popcorn,
- (Vollkorn-)Gebäck, Muffins, Brownies, Waffeln, Kuchen,
- Müsliriegel, Fruchtriegel, Nussriegel (vorausgesetzt keine Schluckstörungen),
- Nüsse, Trockenfrüchte (vorausgesetzt keine Schluckstörungen).

Wo wird Fingerfood serviert? Auch hier kann man der Fantasie freien Lauf lassen.

- Personen, die noch am Tisch essen, aber Probleme mit dem Besteck haben, kann das Fingerfood zu den Mahlzeiten auf einem Teller serviert werden.
- Personen, die am Tisch bei den Mahlzeiten nicht genügend Nahrung zu sich nehmen, aber sehr viel laufen, kann das Essen während des Gehens angeboten werden (Eat by Walking).
- Imbiss-Stationen: In der Wohnung werden an gut erreichbaren Stellen (Sideboard, Stehtisch, Tisch, Regal usw.) Teller mit kleinen Fingerfood-Häppchen aufgestellt. Darauf achten, dass es gesehen wird!

8.9 Feste feiern

Seit Urzeiten werden auf der Welt Feste gefeiert. Blickt man in die Vergangenheit, so findet man bereits bei den Germanen rauschende Feste. Unterschiede erkennt man in den Anlässen und der Ausführung. Warum feiern wir Feste?

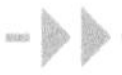

Warum feiern Sie Feste? Warum feiert der alte Mensch Feste? Warum feiert der Mensch mit Demenz Feste? Halten Sie zu diesen drei Fragen Ihre Gedanken in einer Tabelle fest.

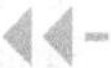

Sie werden überrascht sein: Die Ziele verändern sich in den unterschiedlichen Generationen kaum. Feste dienen zur Freude, Entspannung und Abwechslung gegenüber dem Alltag. Dabei haben sie viele Dinge gemeinsam: Sie halten die Traditionen und Bräuche des Volkes aufrecht und bilden Höhepunkte im Leben der Menschen, auch derer mit Demenz.

Die Durchführung eines Festes hat andere Planungsschwerpunkte für den „alten" Menschen mit Demenz, die ich nun beschreiben möchte.

Wichtige Aspekte, die bei der Planung berücksichtigt werden müssen:
Die zunehmenden körperlichen Veränderungen im Alter (z.B. Herz-Kreislauf-Erkrankungen, rheumatische Formen, Störungen an den Sinnesorganen, motorische und geistige Veränderungen, kognitive Einschränkung durch Demenz) beeinflussen das Erleben des Alltags. Dies gilt auch für altersbedingte Situationen wie z.B. der Verlust des Partners oder starke körperliche Gebrechen. Durch solche physiologischen und psychologischen Ursachen kann Isolation entstehen.

Allgemeine Ziele

Ein Fest hat grundsätzlich einen positiven Einfluss und lenkt vom Krankheitsempfinden ab. Motorische Bewegungsabläufe werden durch bekannte Musik automatisiert, dadurch werden die Durchblutung angeregt und die Organe besser versorgt. Die Geselligkeit fördert soziales Miteinander, so dass bekannte Kontakte gepflegt werden und neue entstehen können. Dadurch wird der Einsamkeit und Isolation entgegengewirkt. Psychische Entspannung führt zur Harmonie mit sich selbst, der Mensch erlebt Freude und Spaß. Außerdem gibt der Austausch Denkanstöße.

Tab. 8.15: Welche Feste können im Laufe des Jahres gefeiert werden?

Kirchliche / religiöse Feste	**Persönliche Feste**
Sternsinger – Heilige drei Könige Ostern Pfingsten Fronleichnam Kirchweih Erntedank Totensonntag mit einem Gedenkgottesdienst Allerheiligen Adventsfeier Weihnachten Zuckerfest Sankt-Martins-Tag Barbaratag Nikolaus Gottesdienste feiern	Geburtstag Namenstag Goldene, Diamantene, Eiserne Hochzeit besondere Familienfeste besondere Jubiläen
Gesellschaftliche, traditionelle Feste	**Kleine „Motto-Feste“**
Valentinstag Fasching, Karneval Frühlingsfest Muttertag Vatertag Weinfest (regional abhängig) Grillfest Herbstfest Oktoberfest Sommerfest Gartenfest Fischerfest (regional abhängig)	Neujahrsempfang Rosenfest Erdbeerfest Kartoffelfest Apfelfest Tanzcafé, Tanztee Musikfest Kräuterfest Schlachtfest Backofenfest Seniorenolympiade Kulturfest

Jahrmarkt Weihnachtsmarkt Maifest bekannte regionale Feste	Musikantenstadl Kaffeekränzchen Märchenfest Kinonachmittag Modenschau Frühschoppen Dämmerschoppen

Kriterien für echtes Feiern

- „Feiern ist nicht Alltag.
- Feiern haben einen Anlass.
- Feiern bedarf der Geselligkeit.
- Wer feiert, macht sich schick.
- Feiern bedeutet, gemeinsam aktiv zu sein.
- Feiern bedeutet, gemeinsam zu essen und zu trinken.
- Musik und Lieder gehören dazu.
- Beim Feiern verschieben sich die Grenzen, z.B. Nähe und Körperkontakt.
- Aufs Feiern müssen sich die Personen mit Demenz und die Begleiter einlassen.
- Begleiter müssen in eine echte, authentische feierliche Stimmung kommen und sie aktiv tragen.
- Feierlichkeit lässt sich nicht künstlich erzeugen.
- Feiern heißt auch, manchmal über die Stränge schlagen.“ (Ganß / Wißmann 2015, 54)

Wichtige Rahmenbedingungen, an die man beim Planen eines Festes denken sollte: Gestalten Sie das Fest möglichst so, dass es Ihrem Klientel angemessen ist. Bitte die Zeitplanung anpassen (nicht zu lang, nicht überfordern) und auch das Programm nicht überladen. Für Menschen mit Demenz ist es besonders wichtig, dass die Feste möglichst so wie früher gefeiert werden. Wenn es sich anbietet, laden Sie Bezugspersonen ein, dadurch fühlt sich diese Bewohner sicherer und weniger allein. Bekannte Musik, die man hört oder singt, bereitet Freude.

Bei der Wahl der Räumlichkeit soll auf genügend Platz für Rollstühle geachtet werden. Ist der Platz insgesamt günstig? Zusätzliches Personal sollte eingeplant werden, ehrenamtliche Helfer und Angehörige dabei nicht vergessen.

Wenn Sie in Ihrer Einrichtung ein Fest durchführen wollen, heißt es, möglichst frühzeitig zu planen, um nicht in Hektik zu geraten. Vielleicht beginnen Sie mit der nachstehenden Tab. 8.16 (auch als Vorlage im Onlinematerial), um anhand der fünf W-Fragen die Rahmenbedingungen zu klären.

Tab. 8.16: Die Planung von Festen mit den fünf W-Fragen

Planungshilfe Fest (nach den fünf W-Fragen) **Fest:** ______________________ **am:** ____________________	
	Raum für Notizen
Was?	Um was für ein Fest handelt es sich? Gibt es Rituale, Traditionen zu diesem geplanten Fest? Soll das Fest öffentlich sein oder einen privaten Charakter haben? Soll es ein Motto haben? Was gibt es zu essen und zu trinken?
Wann?	An welchem Tag, zu welcher Uhrzeit soll das Fest stattfinden? Auch das Ende des Festes bestimmen. Gibt es in der Einrichtung einen Jahresplan für Veranstaltungen? Wenn ja, bitte eintragen. Müssen pflegerische Maßnahmen eingeplant werden?
Wo?	In welchen Räumlichkeiten wird das Fest durchgeführt? Drinnen oder draußen? Bestuhlung, Tische, Technik planen. Rollstühle beachten. Wer übernimmt den Bewohnertransfer?
Warum?	Ziele sollen unter Berücksichtigung der Aspekte in Kap. 8.9 genannt werden.
Wie?	Angepasste Programmgestaltung. Persönliche Einladungen und Plakate. Arbeitsgruppen bilden.

Aufgaben verantwortlich an Helfer zu delegieren ist sehr wichtig – machen Sie nicht alles selbst! Die Verantwortung über das ganze Festmanagement tragen Sie, aber bilden Sie Arbeitsgruppen, die bestimmte Bereiche übernehmen.

Generell ist es ratsam, einen Arbeitskreis „Feste" zu gründen (insbesondere für größere Feste für alle Bewohner), um verantwortlich Aufgaben zu übertragen.

Eine Aufgabenliste als Planungshilfe für Feste finden Sie im Onlinematerial. Die Liste enthält Vorschläge zur Einteilung von Arbeitsgruppen.

Einladungskarten oder Einladungsschreiben: Bei wichtigen, persönlichen Anlässen (z. B. Geburtstag, Jubiläen, …) sollten Einladungen mit Rückantwort geschrieben werden. Der Text sollte kurz, höflich und deutlich lesbar abgefasst werden. Einladungskarten sollen ins Auge fallen, anregend wirken. Aus dem Einladungstext sollte hervorgehen,

- was geplant ist,
- wann und wie lange gefeiert wird,
- wo es stattfindet,
- warum gefeiert wird,
- wer der Teilnehmerkreis ist und wer hier eingeladen wird.

Die Einladungskarten können als kreative Aktivierung in einer Gruppe gestaltet werden; dann bitte darauf achten, dass Sie früh genug damit beginnen.

Wenn Sie genügend Platz für die Feier haben, überlegen Sie, ob die Angehörigen noch dazu eingeladen werden sollen. Das erhöht den Wohlfühlcharakter und ist ein wichtiger Aspekt der Öffentlichkeitsarbeit Ihrer Einrichtung.

Plakatgestaltung: Darauf sollten Sie achten:

- Die Plakate dürfen nicht kleiner als im Format DIN A3 sein.
- Der Inhalt soll groß genug geschrieben und deutlich lesbar sein. Bitte keine verschnörkelten Buchstaben.
- Die Grundfarbe des Plakats sollte hell sein.
- Die Herkunft des Plakats deutlich machen; wenn vorhanden, mit dem Logo der Einrichtung. Durch einzelne, aussagekräftige Bilder das Ereignis hervorheben. Auch hier bitte einfache, schnörkellose Darstellungen, Menschen mit Demenz können sie sonst nicht erfassen.
- Der Text soll kurz und klar ausdrücken, was stattfindet, warum, mit wem, wann und wo.

Bitte hängen Sie die Plakate mindestens 10–14 Tage vor dem geplanten Termin aus.

Dekoration: Folgende Punkte sollten beachtet werden: Die Dekoration soll sowohl ein Trigger sein als auch zum Motto passen; sie soll die Sinne anregen. Anfassen und Riechen ist erlaubt. Achtung: keine giftigen Pflanzen und keine zu kleinen Dekorationen, da diese in den Mund gesteckt werden können. Fingerfood kann auch Dekomaterial sein! Blumen aus Papierservietten sind immer eine einfache und farbenreiche Dekoration, die auch in der kreativen Aktivierung gestaltet werden können.

Essen und Trinken: Nach dem Motto: „Essen und Trinken hält Leib und Seele zusammen" gehört dies zu jedem Fest. Besondere Leckereien, die angepasst an das Festmotto serviert werden, gehören zu den wichtigsten Dingen für den Gast, egal in welchem Alter. Bei alten Menschen (mit Demenz) sollte man darauf achten, dass es auch etwas Bodenständiges, etwas Bekanntes gibt, was „bei Muttern" gekocht wurde. Kulinarische Angebote, die es bei regionalen Festen gab, wecken Erinnerungen. „Auch Bratkartoffeln können ein Fest sein!" (Müller-Hergl in Rutenkröger 2015, 20) So kann z. B. ein „Erdbeerfest" in einer Wohngruppe nach dem 6-Phasen-Modell konkret geplant werden und ablaufen:

Informationssammlung (Phase 1)

BEISPIEL

Es ist Juni, ein wunderschöner Monat. Die Erdbeerzeit beginnt. Erdbeeren kann man in vielen Variationen genießen. Wie ist es jedoch bei alten Menschen, die pflegebedürftig sind? Um ihnen Erdbeervariationen zum Genuss anzubieten, möchten wir mit unseren fünfzehn Bewohnern auf unserer integrativen Wohngruppe ein Erdbeerfest feiern.
Die körperlichen und geistigen Einschränkungen der Klientel sind sehr unterschiedlich. Sechs Bewohner leben in der Phase einer mittelschweren bis schweren Demenz. Darunter sind drei „Läufer" (Bewohner mit Demenz, die ständig laufen, immer auf der Suche sind), drei Bewohner sind immobil und nutzen einen Rollstuhl, zwei davon leiden zusätzlich unter einer Hemiparese links. Zwei Bewohner leiden an Parkinson und sind nur begrenzt und mit Unterstützung gehfähig. Eine Bewohnerin befindet sich im Palliativstadium und ist bettlägerig. Ein fast blinder Bewohner (geistig sehr rege) ist sehr gerne in Gesellschaft und erzählt mit Vorliebe Witze. Fünf Bewohner sind mit Rollator mobil, brauchen aber Unterstützung, um ihren Alltag wie gewohnt leben zu können.
Innerhalb der Wohngruppe hat sich eine Kleingruppe gefunden, die gewisse Zeitspannen gemeinsam verbringt, sie spielt gerne „Mensch ärgere dich nicht".
Der Wohn-, Ess- und Küchenbereich ist großzügig gestaltet und tagsüber der häufig genutzte Lebensmittelpunkt der Bewohner. Einige haben ihre Stammplätze, von dort können sie das Geschehen gut beobachten. Von diesem zentralen Bereich aus können die Bewohner bei schönem Wetter barrierefrei auf die Terrasse gelangen. Dies wird auch gerne genutzt, viele farbenfrohe Blumen schmücken den Bereich und laden dazu ein, auf den zahlreichen Gartenstühlen zu verweilen. Das Pflege- und Betreuungspersonal findet besondere Höhepunkte im Wohngruppenalltag sehr wichtig für alle Beteiligten.

Tab. 8.17: Ressourcen und Probleme der Wohngruppe

Ressourcen Wohngruppe (Phase 2)	Probleme Wohngruppe (Phase 2)
das Wohngruppenkonzept	15 Bewohner mit unterschiedlichen Bedürfnissen und Krankheitsbildern
räumlich großzügiger Wohn-/Ess- und Küchenbereich	unterschiedliche Pflege- und Betreuungsbedürftigkeit
Terrasse kann genutzt werden	Überforderung kann entstehen
gewohnte Räumlichkeiten für die Bewohner	eingeschränkte Sinnesfunktionen
motiviertes Personal	zusätzliche Kosten

Ziele (Phase 3)

- Die Bewohner der Wohngruppe haben ein Gemeinschaftserlebnis.
- Die Bewohner der Wohngruppe erleben Reize durch vielfältige Stimulationen.
- Die Bewohner der Wohngruppe äußern Freude über die willkommene Abwechslung.
- Die Bewohner der Wohngruppe erleben Wertschätzung im sicheren Umfeld.

Tab. 8.18: Interventionsbeispiel „Erdbeerfest“ in einer Wohngruppe

Angebot (Phase 4)	Motivation/Kommunikation	Raum	Zeit
Angebot eines an der Jahreszeit orientierten Erdbeerfestes	– Einladungen zum Fest – angepasste Dekoration – gemeinsames Feiern – angepasstes Programm – kulinarische Köstlichkeiten	Wohn-/Essbereich auf der Wohngruppe bei schönem Wetter auf der Terrasse	Juni 14.30 bis ca. 16.00 Uhr

Durchführung (Phase 5)

Mit der Kenntnis der Informationen in diesem Kapitel und den Planungshilfen planen Sie in verantwortlichen Arbeitsgruppen oder Personen. Dazu gehören die Einladungen, das Plakat, die kulinarischen Köstlichkeiten, die Dekorationen und das Programm; dies alles muss zeitgerecht im Vorfeld erledigt werden. Bei der kreativen Gestaltung des Plakats sowie der Dekorationen können interessierte Bewohner mit eingebunden werden. Dies verstärkt auch die Vorfreude und das Selbstwertgefühl.

Tipps zur Dekoration und Plakatgestaltung: Bereiten Sie Linolplatten zum Drucken (oder einen Moosgummidruck mit dem Motiv Erdbeeren) in unterschiedlichen Größen vor. Diese können mit kleinen Walzen und Fingermalfarbe als Tischbänder, Einladungen oder Plakate bedruckt werden.

Dekorative Tischbänder lassen sich aus Raufasertapete herstellen. Diese kann in einer kreativen Gruppenaktivierung mit unterschiedlich großen Erdbeerdrucken gestaltet werden. Nach dem Trocknen und Fixieren mit Bohnerwachs wird sie dann zu Tischbändern geschnitten.

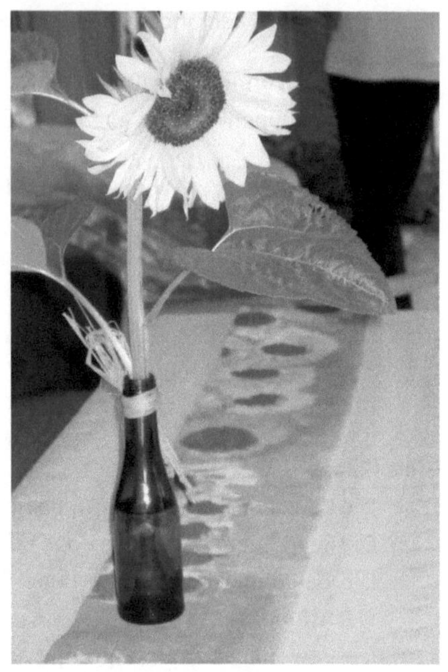

Abb. 8.10: Beispiel eines Tischschmucks für ein Sommerfest

Nutzen Sie z.B. rote Servietten oder Servietten mit Erdbeermotiv für jedes Kaffeegedeck. Dazu stellen Sie in einer kleinen Muffinform oder einem Marmeladengläschen eine größere Erdbeere als Kostprobe. Alternativ können auch auf dem Tischband Erdbeeren zum Naschen angeboten werden, als eine essbare Dekoration.

Kulinarische Angebote: Als ein bekannter Klassiker ist Kaffee und Erdbeerkuchen mit Sahne immer wieder beliebt. Attraktiv sind auch Waffeln mit frischen Erdbeeren oder Vanilleeis mit Erdbeeren und dazu frischgebackene Waffelherzen (als Fingerfood). Als Getränkeangebot dazu wären Erdbeerbowle oder Erdbeermilch möglich.

Achtung: Ein schön angerichteter Teller und ein Getränk dazu reichen für ein kleines Fest auf der Wohngruppe völlig aus; nach dem Motto „klein, aber fein".

Programmgestaltung: Worauf sollten Sie achten? Sie haben festgestellt, dass sowohl die Bedürfnisse als auch die körperlichen und geistigen Einschränkungen sehr unterschiedlich sind. Deswegen sollte ein nicht überforderndes Programm geplant und durchgeführt werden. Wichtig dabei ist das Thema Musik als Königsweg zu Menschen mit Demenz, aber auch allen anderen zur Freude. Jemand, der das gemeinsame Singen mit einem Instrument begleiten kann, ist eine willkommene Unterstützung. Aber auch Medien sind erlaubt. Bitte darauf achten, dass weder zu schnell noch zu hoch gesungen wird! Gemeinsam an einem schön gedeckten Tisch das kulinarische Angebot zu genießen ist auch ein wichtiger Aspekt. Dabei sollten Sie sich Ziele setzen, die den Bewohnern wichtig sind und diese nicht überfordern, also ein gutes Mittelmaß sowohl in der Vorbereitung als auch beim Feiern darstellen.

Erstellen Sie eine Programmübersicht, das ist für alle Bewohner und Mitarbeiter wichtig, dient aber auch als Information für die Gäste: „Was erwartet mich wann." Hier ein Beispiel:

Erdbeerfest am 23. Juni von 14.30 bis ca. 16.00 Uhr

14.30 Uhr:	Begrüßung (Moderator, der durchs Programm führt)
14.35 Uhr:	Begrüßung (wenn möglich) durch Heimleitung oder Pflegedienstleitung
14.40 Uhr:	Wir singen gemeinsam, z. B. „Horch was kommt von draußen rein"... (ein bekanntes Lied gemeinsam singen bildet eine gute Basis für die Feierrunde)
14.45 Uhr:	Kulinarische Kaffeerunde (das Personal sollte sich verteilt dazusetzen)
15.20 Uhr:	Moderator lädt zu einer Bewegungsgeschichte ein, nach dem Motto: „Nach dem Essen sollst du ruh'n oder tausend Schritte tun".
15.30 Uhr:	Bowle oder sonstige Getränke austeilen und gemeinsam anstoßen. Ein Bewohner erzählt einen Witz.
15.40 Uhr:	Wir singen gemeinsam „Veronika, der Lenz ist da".
15.45 Uhr:	Mitarbeitende oder Angehörige spielen einen Sketch oder führen einen Tanz – passend zum Thema – vor.
16.00 Uhr:	Abschiedslied und Verabschiedung

Dokumentation (Phase 6)

Dabei werden Inhalte des Prozesses für jeden Bewohner separat dargestellt und ausgewertet. Gute Beobachtung ist dazu wichtig. Ein Beispiel:

- ...erlebt Kontakte mit Mitbewohner oder Angehörigen.
- ...genießt selbständig die Waffeln und nascht zahlreiche Erdbeeren

- ...erlebt Lebensfreude
- ...singt mit Freude mit
- ...macht aktiv bei der Bewegungsgeschichte mit
- ...erlebt visuelle und gustatorische Reize

Reflexion

Als Nachbereitung und zur optimalen Vorbereitung späterer Anlässe sollten Sie solche Veranstaltungen immer reflektieren und mit einem Protokoll in den Festordner ablegen. Durch die Reflexion erhalten Sie differenzierte Ergebnisse und einen wertvollen Qualitätsnachweis für Sie und die Einrichtung. Folgende Ziele werden dabei verfolgt:

- Erlebnisse bewusst verarbeiten
- differenziert betrachten und so Erkenntnisse daraus gewinnen
- Erfahrungen nachhaltig sichern
- das eigene Verhalten kritisch beobachten
- Meinungen und Gefühle unkommentiert zum Ausdruck bringen
- die eigene Position in der Gruppe wahrnehmen
- Gruppenprozesse erkennen
- die anderen und die Gruppe besser verstehen
- Rückmeldung über das Programm erhalten

Mit dem Reflexionsbogen im Onlinematerial können Sie Ihr Fest abschließend dokumentieren und bewerten.

Zahlreiche Anregungen für Feste finden Sie hier: „Feste feiern – Arbeitsmaterialien für die Seniorenarbeit" von Elfriede Lindner.

8.10 Bewegung in der Wohngruppe

Schon die Redewendung „Wer rastet, der rostet" wird seit Generationen genutzt. Der Spruch ist eine Aufforderung zur geistigen und körperlichen Aktivität. Regelmäßige Bewegungsangebote gehören auch zu den wichtigsten prophylaktischen Maßnahmen in der Pflege.

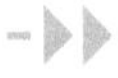

Wie ist es in Ihrem privaten Alltag? Finden Sie manchmal eine Ausrede? Brauchen Sie jemanden oder etwas, der oder das Sie motiviert? Denken Sie an den beschriebenen Motivationsprozess (Kap. 1.1).

Wenn Sie nun motiviert wurden und vielleicht spielerisch oder mit Musik in Bewegung gekommen sind, wie geht es Ihnen danach? Sind Sie stolz und ausgeglichener? Haben sich die vorausgehenden Spannungskopfschmerzen aufgelöst? Fühlen Sie sich zufriedener? Wie ist es manchmal in Ihrem Berufsalltag?

BEISPIEL

Herr Braun, ein Bewohner mit Demenz, sitzt am Tisch im Essbereich der Wohngruppe und klopft mit der Hand dauernd auf den Tisch. Es nervt schon die anderen Mitbewohner und das Personal. „Herr Braun, hören Sie doch bitte mit dem Klopfen auf!" bitten Sie ihn höflich. Er reagiert nicht darauf, klopft weiter. Sie formulieren es vielleicht nochmals, etwas lauter und betonter. Immer noch keine Reaktion? Sie gehen, weil es im Zimmer 12 klingelt, sind aber mit der vorausgehenden Situation nicht zufrieden, denn das Klopfen von Herrn Braun geht weiter. Die anderen Bewohner fühlen sich immer mehr gestört. Es entsteht eine „herausfordernde", gespannte Situation.

Was nun? Es ist ein Beispiel von vielen, wie sie – aus unterschiedlichen Gründen – immer wieder auftreten können.

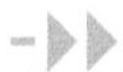

Wenn Sie mögen, legen Sie hier erst einmal eine Lesepause ein und machen sich Gedanken über die Hintergründe solcher Situationen. Vielleicht schreiben Sie sich Ihre Gedanken auch auf.

Tab. 8.19: Ressourcen und Probleme von Herrn Braun

Ressourcen Herr Braun (Phase 2)	Probleme Herr Braun (Phase 2)
hat ein Bedürfnis	kann das Bedürfnis nicht formulieren
hat eine Biografie	eingeschränkte Alltagskompetenz
kann mit der Hand klopfen	ihm ist langweilig
nonverbale Kommunikation	eingeschränktes Sprachverständnis?
	hört schlecht?

Ziele (Phase 3)

- Herr Braun erlebt Aufmerksamkeit und Wertschätzung.
- Herrn Brauns Bedürfnis wird auch erkannt, wenn er es nonverbal äußert.
- Herr Braun fühlt sich verstanden.
- Herrn Brauns Bedürfnis wird nach seinen Fähigkeiten und noch vorhandenen Ressourcen entsprechend gestillt.

Tab. 8.20: Interventionsbeispiel Herr Braun

Angebot (Phase 4)	Motivation/ Kommunikation	Raum	Zeit
bedürfnisorientiertes Angebot unter Berücksichtigung von Herrn Brauns Vorlieben und Fähigkeiten Normalität erleben Thema Helfen aufgreifen, es passt zum „Rollenverständnis Mann“	– wertschätzende Beziehungsarbeit und Kommunikation – ich nehme ihn wahr und verstehe ihn – langsam reden – Zeit spenden – ich bin da – angepasste Aufgaben für Herrn Braun in den Alltag einplanen	je nach Befindlichkeit und Wunsch eine Einzelaktivierung anbieten	ca. 10–15 Minuten, um die aktuelle Anspannung wieder zu entspannen Regelmäßigkeit planen, orientiert an Herrn Brauns Vorlieben

Herr Braun hat seine Bedürfnisse, die er jedoch aufgrund seiner Demenz nicht mehr formulieren kann. Er möchte etwas tun – etwas, das er kann und das ihm Freude bereitet. Seine eingeschränkte Alltagskompetenz ermöglicht es ihm aber nicht, sich dieses Bedürfnis allein zu erfüllen. Er braucht Unterstützung durch jemanden, der ihn versteht, seine Vorlieben und Ressourcen kennt und ihm diese verbal und vor allem nonverbal anbietet. Dies sollte wertschätzend und in gutem Kontakt mit ihm geschehen, und Sie werden merken, sobald er sich verstanden fühlt, wird das Klopfen erst einmal aufhören. Jetzt ist es wichtig, ihm eine wertschätzende Beschäftigung anzubieten. Hier passt es zu seinem Rollenverständnis als Mann, wenn man ihn fragt: „Können Sie mir helfen, den Getränkewagen zu schieben? Mir allein ist das zu schwer.“

Jeder Mensch braucht sinnvolle Beschäftigung und Muße!

Zur gesunden Beschäftigung im Alter gehört körperliche wie auch geistige Bewegung, nicht zuletzt, um die erworbenen Fähigkeiten nicht zu verlieren. Dazu gibt es viele Möglichkeiten, die im gewohnten Alltag den Bewohnern der Wohngruppe angeboten werden können.

Planungshilfen

Grundsätzlich sollte im Heimalltag folgender Grundsatz gelten: „Hilf mir, es selbst zu tun". Es ist ein Grundgedanke aus der Montessori-Pädagogik, die die italienische Ärztin Maria Montessori Anfang des 20. Jahrhunderts entwickelt hat. Dieser Grundsatz begleitet mich in den methodischen Ansätzen bei der Arbeit mit Menschen mit Demenz. Wir sind diejenigen, die den Anstoß zum Selber-Tun geben.

Wie häufig sehen wir in unserem Heimalltag, dass wir unser Maß an Fürsorge für die Bewohner übertreiben, weil es so – vor allem für uns – schneller geht. Aber auf diese Weise baut der alte Mensch körperlich wie auch geistig noch mehr ab. Deshalb ist es wichtig, die Person im Heimalltag viel selbst tun zu lassen. Regelmäßige Bewegungsmöglichkeiten wirken gegen die Abnahme der Kraft, Beweglichkeit und des Gleichgewichts entgegen, die Haltungsschäden und Kontrakturen verursachen können. Außerdem fördert Bewegung die Durchblutung, auch die des Gehirns.

Alltägliche Beispiele und Bewegungsangebote

Die morgendliche Mobilisation aus dem Bett heraus erfolgt mit Unterstützung, aber der Weg ins Bad kann noch selbständig bewältigt werden. Lassen Sie es zu; der Weg ist ein Bewegungsangebot. *Das ist aktivierende Pflege!* Bitte keinen Rollstuhl nutzen, nur weil es schneller geht.

Genauso nutzen Sie den anschließenden Weg zum Frühstück in den Essbereich und wieder zurück als eine wichtige Bewegungseinheit.

Ein bewusster Spaziergang durch die Wohngruppe kann anregend sein. Interessante Milieu-Elemente wie Bilder an den Flurwänden laden zum Begutachten ein. Den ausgehängten Wochen- und Speiseplan zu studieren, fördert die geistige Anregung. Den Blick in die Landschaft durch unterschiedliche Fenster zu genießen und sich darüber auszutauschen, regt zur Unterhaltung an. Eine Pause auf dem einladenden alten Sofa am Ende des Flurs ist auch erlaubt. Das Mitzählen der Schritte ist ebenso eine spontane Möglichkeit, zusätzlich die Konzentration und das Denken anzuregen.

Genauso kann ein bewusster Spaziergang durch den Garten gemacht werden. Wichtig dabei ist es für den Menschen, auch die Naturmaterialien ausgiebig zu betrachten, daran zu riechen oder sie zu befühlen. Eine Pause auf einer Gartenbank dient zum Ausruhen, aber auch zum Spüren des Windes, zum Fühlen der Sonnenwärme, zum Hören des Vogelgezwitschers. Zahlreiche Elemente der Natur wecken Erinnerungen und fördern Wohlbefinden. Vielleicht findet Herr Braun auch daran Gefallen und hilft Ihnen, einen immobilen Mitbewohner im Rollstuhl zu schieben. So können Sie eine weitere mobile Person mitnehmen und schon haben Sie eine Kleingruppenaktivierung.

Ganz spontan kann man auch kurze Bewegungsgeschichten zu einem Thema erzählen oder erzählen lassen. Laden Sie auch die Bewohner zum Erzählen ein. Einen Hausputz oder Frühjahrsputz oder „wir gehen Einkaufen" zu erfinden und mit passenden Bewegungen durchzuführen, bereitet Spaß, weckt Erinnerungen und motiviert zur körperlichen Bewegung. Dazu braucht man nicht viel Vorbereitung, es kann auch mit einer Gruppe am Esstisch geschehen. Die Stühle etwas vom Tisch wegrücken, und los geht es.

TIPP

Ein Waldspaziergang, bei der Gartenarbeit, auf dem Bauernhof oder Kuchenbacken können als Themen einer Bewegungsgeschichte herhalten. Nutzen Sie auch weitere bekannte Möglichkeiten aus der Region.

Empfehlenswert ist das Buch „Bewegungsgeschichten und Bewegungsgedichte für ältere Menschen. Kurze Geschichten zum Mitmachen und Bewegen" von Natali Mallek und Annika Schneider.

„Mit Musik geht alles besser", das lohnt im Alltag zu beherzigen. Wir erleben oft, dass viele Tätigkeiten mit Musik besser von der Hand gehen. Man summt, singt oder bewegt sich beschwingt im Rhythmus, und ruckzuck ist die Küchenarbeit erledigt.

Wenn in der Wohngruppe bekannte alte Schlager gespielt werden oder ein berühmter Walzer, können Sie viel beobachten. Eine Dame klatscht, ein Herr wippt mit dem Fuß, es wird mitgesungen und vielleicht auch geschunkelt. Unterschiedliche Bewegungselemente werden durch Musik angeregt, und schon haben Sie spontane Aktivierungselemente angestoßen. Diese Situationen bringen Menschen in Schwung.

Das Medium Musik können Sie auch für besondere Höhepunkte im Alltag mit dem Thema „Tänze im Sitzen" aufgreifen. Ein regelmäßiger, angekündigter Termin in der Woche weist auf einen besonderen Höhepunkt hin; fast wie ein Festtag, auf den sich die Bewohner freuen.

Zur Vorbereitung ist ein Stuhlkreis von Vorteil, da jeder sein Gegenüber sieht und nonverbale Motivation erleben kann. Wie im alltäglichen Leben wird imitiert: „Ach, Frau Müller macht es auch, dann mache ich es nach. Wenn sie es kann, kann ich es auch!“ Lassen Sie sich beim Vorbereiten des Stuhlkreises noch von jemand helfen, selbst wenn er nur die Verantwortung übernimmt und beobachtet. Er hat dann eine Aufgabe, die ihn geistig und vielleicht auch motorisch anregt.

Als musikalisches Medium eignen sich bekannte Schlager und Volkslieder, Wanderlieder, Seemannslieder, Marschmusik, klassische Musikstücke im Walzerrhythmus, altbekannte Tanzrhythmen wie eine Polka, ein Charleston oder auch ein Boogie-Woogie. Wichtig ist, dass Sie mit im Kreis sitzen und dass die Bewegungen zum Rhythmus der Musik passen.

So kann „Tanzen im Sitzen“ nach dem 6-Phasen-Modell konkret gestaltet und genutzt werden:

Informationssammlung (Phase 1)

BEISPIEL

Auf unserer integrativen Wohngruppe (bereits in Kap. 8.9 vorgestellt) leben 15 Bewohner mit unterschiedlichsten körperlichen und geistigen Einschränkungen. Sechs Bewohner leben in der Phase einer mittelschweren bis schweren Demenz. Darunter sind drei „Läufer“, drei Bewohner sind immobil und nutzen einen Rollstuhl, zwei davon leiden zusätzlich unter einer Hemiparese links. Zwei Bewohner leiden an Parkinson und sind nur begrenzt und mit Unterstützung gehfähig. Eine Bewohnerin befindet sich im Palliativstadium und ist bettlägerig. Ein fast blinder Bewohner ist geistig sehr rege. Fünf Bewohner sind mit Rollator mobil, brauchen aber Unterstützung, um ihren Alltag gewohnt leben zu können.

Tab. 8.21: Ressourcen und Probleme in der Wohngruppe

Ressourcen Wohngruppe (Phase 2)	Probleme Wohngruppe (Phase 2)
das Wohngruppenkonzept	15 Bewohner mit unterschiedlichen Bedürfnissen und Krankheitsbildern
räumlich großzügiger Wohn-/Ess- und Küchenbereich	unterschiedliche Pflege- und Betreuungsbedürftigkeit
Terrasse kann genutzt werden	Überforderung kann entstehen
vertraute Räumlichkeiten für die Bewohner	eingeschränkte Sinnesfunktionen

Ziele (Phase 3)

- Die Bewohner der Wohngruppe haben ein Gemeinschaftserlebnis.
- Die Bewohner der Wohngruppe erleben Freude an Beschäftigung.
- Bei den Bewohnern der Wohngruppe werden vorhandene Fähigkeiten der Beweglichkeit und der Muskulatur erhalten und gefördert.
- Die Bewohner der Wohngruppe äußern Freude über die musikalische Abwechslung und die Erinnerungen.
- Bewohner der Wohngruppe erleben Wertschätzung im sicheren Umfeld und eine Stärkung des Selbstbewusstseins.
- Bei den Bewohnern der Gruppe wird die Konzentrationsfähigkeit und Koordination angeregt.
- Bewohner der Gruppe erleben eine Anregung der Herz- und Kreislauftätigkeit.

Tab. 8.22: Interventionsbeispiel Wohngruppe

Angebot (Phase 4)	Motivation/ Kommunikation	Raum	Zeit
Tanzen im Sitzen	– Einladung mittels Wochenplan und durch ein Plakat – persönliche Ansprache – angepasste Musikauswahl	Wohn-/Ess-bereich auf der Wohngruppe, bei schönem Wetter auf der Terrasse	einmal in der Woche einen regelmäßigen, festen Termin am Vormittag ca. 45 Minuten

Durchführung (Phase 5)

Die Gruppenzusammenstellung erfolgt nach Interessen und bekannten Vorlieben der Bewohner. Als Anleiterin setze ich mir Ziele anhand meiner Kenntnisse ihrer Ressourcen, um möglichst keinen zu überfordern. Die Musikauswahl kann nach Jahreszeiten, nach Vorlieben und Stilrichtungen erfolgen.

Begrüßung: Als Anleiterin begrüße ich jeden der teilnehmenden Bewohner persönlich und wertschätzend mit seinem Namen. Um die heutige Situation zu überschauen, frage ich jeden nach seiner Befindlichkeit. So weiß ich, worauf ich besonders achten muss. Dies ist eine wichtige Grundlage, denn so erleben die Bewohner, dass mir jeder von ihnen wichtig ist. Nun setze ich mich mit in den Stuhlkreis, schaue bewusst nochmals jeden in der Runde an und beginne mit einem (immer gleichbleibenden) Ritual. Ich nutze eine Klangschale, die ich dreimal anschlage. Dies ist eine wichtige Orientierungshilfe für Menschen im fortgeschrittenen Stadium der Demenz. (Grundlagen und Möglichkeiten zu Ritualen sind in Kap. 8.11 beschrieben.)

Hauptteil: Ich weise auf unser heutiges Thema hin und benenne dabei auch das Datum. Nun beginnen wir gemeinsam mit einem bekannten und einfachen Lied, um damit allen Bewohnern einen hohen Grad der Wiedererkennung zu ermöglichen. Dazu kann man folgende Lieder nehmen:

- Brüderlein, komm tanz mit mir (ein schönes Einladungs- oder Begrüßungslied)
- Kommt ein Vogel geflogen
- Das Wandern ist des Müllers Lust

Diese Lieder können gemeinsam gesungen oder auf CD gehört werden.

Zu Beginn eines Sitztanzes spielen Sie das Musikstück erst einmal vor. Meist hat das Stück einen Refrain, den Sie als nächstes aufgreifen und bei dem Sie zu gemeinsamen Bewegungen anleiten. Positiv bestärken und wiederholen, mit dem Ziel, dass es „ein Ohrwurm" wird. Beim Sitztanz sind einfache Bewegungen angezeigt, damit keine Überforderung entsteht.

Die folgenden Bewegungen sind mit Armen, Händen und Oberkörper möglich, die Anzahl der Bewegungen steuern Sie nach den Fähigkeiten!

- beide Arme nach vorne strecken
- beide Arme nach rechts oder links strecken im Wechsel
- in die Hände klatschen
- auf die Oberschenkel klatschen – zusammen oder rechts und links im Wechsel – oder über Kreuz
- schunkeln
- winken – im Wechsel rechts, links oder zusammen
- mit geradem Rücken nach vorn beugen
- beide Arme anwinkeln, dabei zeigen die Hände nach vorne und wischen wie beim Fensterputzen) nach rechts und nach links
- Wolle wickeln – dabei die Hände umeinander im Kreis drehen
- die rechte Hand tippt auf die linke Schulter, die linke Hand tippt auf die rechte Schulter
- beide Arme gleichzeitig kreuzen und sich dabei auf die Schulter tippen

Folgende Bewegungen sind mit den Beinen und den Füßen möglich:

- am Platz marschieren
- die Beine im Wechsel nach vorne strecken
- rechten Fuß nach vorne stecken und kreisen, danach linken Fuß nach vorne strecken und kreisen
- Zehen tippen auf den Boden im Wechsel
- Fersen tippen auf den Boden im Wechsel
- mit dem rechten Bein Rad fahren
- mit dem linken Bein Rad fahren

Folgende Bewegungen sind mit einem Chiffontuch möglich:

Jeder Bewohner sucht sich zunächst ein Chiffontuch seiner Wahl aus dem Korb aus; achten Sie bitte darauf, dass der Bewohner selbst entscheidet, auch wenn es etwas länger dauert. Wichtig: Bei einem Menschen mit fortgeschrittener Demenz kann es sein, dass er nur mit dem Tuch nestelt. Er kann die Anleitungen vielleicht nicht mehr umsetzen, aber er erhält dadurch einen taktilen und visuellen Reiz. Auch dies ist Aktivierung:

- das Tuch in der Mitte greifen (evtl. einen Knoten in das Tuch binden lassen, dadurch ist das Greifen danach einfacher
- rechte Hand schwingt das Tuch im Rhythmus vor dem Körper hin und her
- linke Hand schwingt das Tuch im Rhythmus vor dem Körper hin und her
- an jeder Körperseite mit derselben Hand mal links, mal rechts vom Körper schwingen
- vor dem Körper mit dem rechten Arm einen großen Kreis zeichnen – als bildhafte Verstärkung die Sonne zeichnen
- vor dem Körper eine Acht kreisen
- abschließend den Knoten wieder öffnen lassen. Danach das Tuch falten lassen. Jeder Bewohner legt das gefaltete Tuch anschließend wieder in den Korb. Denn Ordnung muss sein!

Wichtig: Immer nur eine Anleitung langsam vorgeben. Ist diese von allen Bewohnern erledigt, loben und die nächste Anleitung langsam formulieren. Bei Bedarf das Gewünschte auch nonverbal vormachen.

Aus diesen Bewegungsbeispielen nutzen Sie als Anleitung bitte zwei für den Refrain, dabei sorgen Sie dafür, dass Arme und Beine bewegt werden. Da sich der Refrain immer wiederholt, erlebt der Bewohner sowohl Erfolg als auch Freude beim Tanzen im Sitzen. Sie selbst machen immer mit, so sieht jeder Bewohner, welche Bewegung als nächstes ansteht, auch wenn er die Anleitung vielleicht nicht mehr versteht. Vermeiden Sie zu häufigen Bewegungswechsel, Wiederholungen sind einfacher. Gute Beobachtung ist eine Ihrer wichtigsten Aufgaben. Wenn eine Pause ansteht, dann machen Sie diese. Bieten Sie den Bewohnern etwas zu trinken an. Trinken Sie mit und stoßen Sie mit jedem an, dadurch wird die Beziehung gefördert. Wenn eine zweite Pause ansteht, machen Sie noch eine Trinkpause oder Erzählrunde.

TIPP

Für eine 45-minütige Sitztanz-Aktivierung empfehle ich nie mehr als drei Musikbeispiele – eher weniger und wiederholen.

Verabschiedung: Zum Abschluss machen Sie eine kurze Reflexion. Fragen Sie jeden Bewohner, wie es ihm geht. So erhalten Sie auch wichtige Informationen für die Dokumentation.

Dann verabschieden Sie sich persönlich von jedem und beenden mit dem dreimaligen Anschlagen der Klangschale oder einem sonstigen Ritual das Gruppentreffen. Verweisen Sie auf den nächsten Termin mit Ihnen, ergänzt durch „… auf den ich mich sehr freue“.

Dokumentation (Phase 6)

Um Inhalte und Prozess der Sitztanz-Einheit für jeden Bewohner separat auszuwerten, nutzen Sie Ihre Beobachtungen und Reflexionen:

- …erlebt Kontakte mit Mitbewohnern
- …genießt die bekannte Musik und schunkelt sehr gerne
- …erlebt Lebensfreude
- …singt voll Freude mit
- …macht aktiv mit, hat Freude mit dem Chiffontuch
- …erlebt visuelle, taktile und gustatorische Reize
- …führt aktiv die Bewegung durch und strahlt dabei

Weitere Planungshilfen

In dieser Sitztanz-Aktivierung können Sie auch gerne Bewegungsspiele mit einfachen vertrauten Klängen erfahrbar machen. Dadurch wird das Langzeitgedächtnis aktiviert, Erinnerungen werden geweckt und die abgespeicherten Lieder werden meist auswendig gesungen. Der Mensch mit Demenz empfindet es nicht als „Kinderkram“, sondern freut sich über die Erinnerung.

Liedbeispiele:

Zeigt her eure Füße. Zur Vorbereitung brauchen Sie ein Küchenhandtuch oder ein Chiffontuch für jeden Teilnehmer. Beim Refrain machen Sie die Bewegung mit: „Beine nach vorne strecken, Füße auf und ab bewegen“. Bei den gesungenen Strophen stellen Sie die Bewegung pantomimisch mit dem Tuch vor.

Sie waschen, sie waschen, sie waschen den ganzen Tag.
Sie wringen, sie wringen, sie wringen den ganzen Tag.
Sie hängen, sie hängen, sie hängen den ganzen Tag.
Sie rollen, sie rollen, sie rollen den ganzen Tag.
Sie legen, sie legen, sie legen den ganzen Tag.
Sie bügeln, sei bügeln, sie bügeln den ganzen Tag.
Sie klatschen, sie klatschen, sie klatschen den ganzen Tag.
Sie ruhen, sie ruhen, sie ruhen den ganzen Tag.
Sie tanzen, sie tanzen, sie tanzen den ganzen Tag.

Laurentia, liebe Laurentia mein: Bei diesem Bewegungsspiel setzen sich die Senioren in einen Kreis. Das Lied ist den meisten Senioren bekannt. Senioren erinnern sich dabei oft an das Aufwärmen beim Schulsport.

Bei der ersten Strophe werden bei Montag und bei „Laurentia" beide Arme nach oben oder nach vorne gestreckt.

Bei Dienstag werden die Arme nach rechts gestreckt,
bei Mittwoch nach links,
bei Donnerstag nach unten.
Bei Freitag wird das rechte Bein nach vorne gestreckt,
bei Samstag das linke und
bei Sonntag werden beide Beine nach vorne gestreckt.

Achtung: Wenn die Wochentage im Refrain wiederholt werden, wird jeweils die passende Bewegung aus den vorherigen Strophen gemacht:

1. Laurentia, liebe Laurentia mein,
wann werden wir wieder beisammen sein?
Am Montag!
Ach, wenn es doch erst wieder Montag wär' und ich
bei meiner Laurentia wär', Laurentia wär'!

2. Laurentia, liebe Laurentia mein,
wann werden wir wieder beisammen sein?
Am Dienstag!
Ach, wenn es doch erst wieder Montag, Dienstag wär' und ich bei meiner Laurentia wär, Laurentia wär'!

Bei jeder Strophe kommt ein Wochentag dazu.

Musik erleben und gestalten mit alten Menschen (3. Aufl. 2007), Heidrun Harms und Gaby Dreischulte. Elsevier, Urban & Fischer, München / Jena

Auch Bewegungsspiele eigen sich gut für die Aktivierung.

Überlegen Sie: Welche Bewegungsspiele haben Sie gerne gespielt? Welche konnten nur draußen gespielt werden? Welche Bewegungsspiele wurden drinnen gespielt? Welches Spiel haben Sie am liebsten gespielt? Warum haben Sie es gerne gespielt?

Jetzt stellt sich die Frage: Wie war oder ist es in der Generation, die Sie pflegen und betreuen? Was haben diese Menschen gespielt – drinnen oder draußen? Warum haben sie diese Spiele gespielt?

Wie kommen Sie nun diesbezüglich an Informationen der Bewohner mit Demenz, die Sie in der Wohngruppe begleiten? Erinnerungsarbeit ist eine gute Möglichkeit, Neugier und Ressourcen zu nutzen. Bringen Sie einen (alten) Bollerwagen, befüllt mit alten Spielen oder Gymnastikgeräten, in die Sitzgruppe mit. Stellen Sie ihn in die Mitte des Sitzkreises. Neugierige Gesichter verfolgen das Geschehen. Vielleicht quietscht auch noch ein Reifen, was auch noch das Hörsystem von Herrn Braun weckt. „Da muss Öl dran, ist wohl eingerostet", ruft er freudestrahlend in die Gruppe. Man könnte meinen, dass er am liebsten gleich das Quietschen beseitigen möchte. Diese geweckte Ressource sollten Sie in eine der nächsten Einzelaktivierungen für Herrn Braun einbinden.

Aber auch die anderen Bewohner in der Runde schauen neugierig auf dieses bekannte Gefährt und vor allem dessen Inhalt. „Da ist ja ein Hula-Hoop-Reifen. Schauen Sie mal, da sind ja Kegel, Bälle, ein Brummkreisel und, und, und…"

Die Gruppe ist schon mitten im Gespräch. Greifen Sie diese positive Entwicklung auf und lassen Sie die Senioren erzählen. Nutzen Sie dabei gerne die oben gestellten Fragen zur Selbstreflexion und machen Sie sich Notizen. Es sind wichtige biografische Daten, die Sie im Biografiebogen ergänzen sollten. Außerdem erfahren Sie so die beliebten Spiele, welche die einzelnen Bewohner gerne gespielt haben. Das können Sie für Ihre weitere personzentrierte Betreuungsarbeit nutzen.

Falls die Kommunikation nicht so in Gang kommt, gehen Sie mit dem Bollerwagen im Kreis zu jedem Bewohner und laden Sie ihn ein, sich etwas herauszunehmen. Bei dieser Beziehungsarbeit wird jeder mit dem Namen angesprochen, Sie nehmen Blickkontakt auf und motivieren ihn, sich das herauszunehmen, was ihm am besten gefällt. Vielleicht bestärken Sie dies noch, indem Sie für ihn einzelne Spiele herausnehmen und ihm zeigen. Wie reagiert er? Sie werden erleben, dass durch diese direkten Reize etwas passiert. Es ist Ihre Fachlichkeit, diese Kleinigkeiten zu erkennen und zu bestärken. Dieser Prozess ergibt auch die Dokumentationsinhalte.

Inhalte für den Bollerwagen: eine alte Spielsammlung, Hüpfsack, Gummitwist, Sprungseil, Fadenspiel, Holzklötze, Steckenpferd, Seifenblasen, Schaumstoffwürfel, usw.

8.11 Rituale

DEFINITION

„Ein Ritual ist eine nach Regeln ablaufende, meist formelle und oft feierlich-festliche Handlung mit hohem Symbolgehalt. Diese wird häufig von bestimmten Wortformeln und festgelegten Gesten begleitet und kann weltlicher oder religiöser Art sein wie ein Gottesdienst, eine Begrüßung, eine Hochzeit oder eine Aufnahmefeier." (Stangl 2021).

Sie dienen also überwiegend dem menschlichen Miteinander. Aber auch individuelles Verhalten kann Rituale enthalten. Sinnzusammenhänge im Ritual werden symbolisch dargestellt. Die Strukturierung und die Wiederholung bei ähnlichen Situationen lassen die Bedeutung einer Handlung sichtbar und nachvollziehbar werden. Häufig werden routinierte Handlungen als Rituale benutzt und häufig begrifflich verwechselt mit Gewohnheit.

Tab. 8.23: Merkmale von Ritualen und Gewohnheiten

Rituale – sind Handlungen ...	Gewohnheiten – sind Handlungen ...
... mit einem geregelten wiederholbaren Ablauf	... mit geregeltem, wiederholbarem Ablauf
... mit hoher Aufmerksamkeit	... ohne besondere Aufmerksamkeit
... mit Zelebrierung von Symbolisierungen	... mit praktischer Ausrichtung
... mit hoher emotionaler Beteiligung	... ohne Gefühlsbeteiligung, „automatisch"
... mit persönlichem Sinn gefüllt	... ohne bewusste Bedeutung, nur zweckmäßig

Damit Sie die Unterschiede zwischen Ihren Gewohnheiten und Ritualen besser zuordnen können, nehmen Sie sich ein wenig Zeit für folgende Fragen:

Welche Gewohnheiten und Rituale kenne ich an mir?
Warum sind die Rituale so wichtig?
Was wäre, wenn Sie diese Rituale ab Morgen einstellen müssten?

Wie wirken Rituale? Rituale helfen, Krisensituationen zu bewältigen. Sie erfüllen dabei in unterschiedlicher Weise vier Funktionen. (Abb. 8.11).

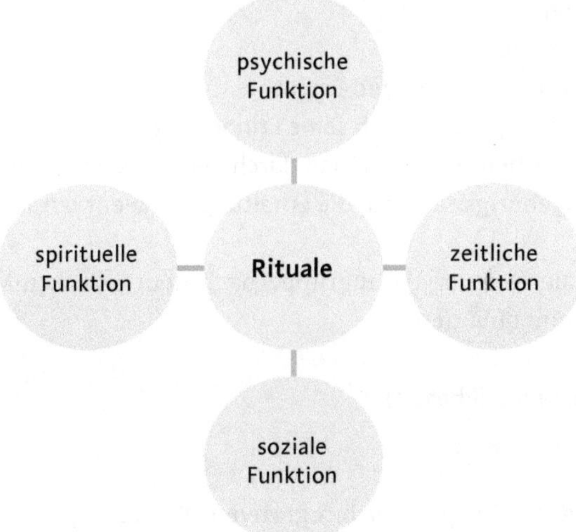

Abb. 8.11: Die vier Funktionen von Ritualen

Psychische Funktion: Rituale geben unterschiedlichen Gefühlen Ausdruck, dosieren und ordnen sie. Die Gefühle bekommen eine Fassung.

Zeitliche Funktion: Sie dienen der Gliederung eines Prozesses und setzen Anfang und Ende (etwa die Klangschale in Kap. 8.10). Sie geben Demenzkranken Orientierung, wecken Erinnerungen und Ressourcen. Der Demenzkranke fühlt sich sicher und erlebt Freude.

Soziale Funktion: Sie führen Menschen zusammen, vermitteln Solidarität (Zugehörigkeit) und schaffen somit Schutzräume.

Spirituelle Funktion: Sie gestalten symbolisch existentielle Fragen nach dem Sinn (Wozu lebe ich?), nach der Identität (Wer bin ich? Vgl. Kap. 3.2) und nach den Perspektiven (Wohin gehe ich?).

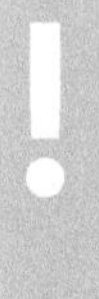

Rituale haben das Ziel, dem Leben und Tod des Menschen einen Sinn zu geben. Sie bieten allgemein autobiografische Merkmale, Orientierung, Kompetenz, Zugehörigkeit und Ordnung. Für Menschen mit Demenz sind Rituale wichtige existenzfördernde Maßnahmen.

Für einen Menschen mit Demenz bieten die Stimulation und das Erleben der gewohnten und bekannten Rituale eine wichtige personzentrierte Interaktion nach Tom Kitwood.

- Er erlebt Orientierung.
- Er erfährt Wertschätzung und Empathie.
- Er fühlt sich kompetent durch seine Erinnerung.
- Er erlebt Sicherheit und Vertrauen durch den strukturierten Ablauf.
- Er erlebt Zugehörigkeit durch die Erhaltung sozialer Kontakte.

So können Rituale in einer Wohngruppe nach dem 6-Phasen-Modell konkret geplant werden und ablaufen:

Informationssammlung (Phase 1)

BEISPIEL

Hierzu wird das Beispiel der integrativen Wohngruppe in Kap. 8.10 benutzt, auf der 15 Bewohner mit unterschiedlichsten körperlichen und geistigen Einschränkungen leben. Sechs Bewohner sind in der Phase einer mittelschweren bis schweren Demenz. Darunter sind drei „Läufer“, drei Bewohner sind immobil und nutzen einen Rollstuhl, zwei davon leiden zusätzlich unter einer Hemiparese links. Zwei Bewohner leiden an Parkinson und sind nur begrenzt gehfähig mit Unterstützung. Eine Bewohnerin befindet sich im Palliativstadium und ist bettlägerig. Ein fast blinder Bewohner ist geistig sehr rege. Fünf Bewohner sind mit Rollator mobil, brauchen aber Unterstützung um ihren Alltag gewohnt leben zu können.

Tab. 8.24: Ressourcen und Probleme der Wohngruppe

Ressourcen Wohngruppe (Phase 2)	Probleme Wohngruppe (Phase 2)
das Wohngruppenkonzept	15 Bewohner mit unterschiedlichen Bedürfnissen und Krankheitsbildern
räumlich großzügiger Wohn-/Ess- und Küchenbereich	unterschiedliche Pflege- und Betreuungsbedürftigkeit
Terrasse kann genutzt werden	Überforderung kann entstehen
vertraute Räumlichkeiten für die Bewohner	eingeschränkte Sinnesfunktionen

Ziele (Phase 3)

- Die Bewohner der Wohngruppe haben ein Gemeinschaftserlebnis.
- Die Bewohner der Wohngruppe erleben bekannte Rituale.
- Die Bewohner der Wohngruppe äußern Freude über die willkommene Abwechslung.
- Die Bewohner der Wohngruppe erleben eine gewohnte Tagesstruktur.
- Die Bewohner der Wohngruppe zeigen Zufriedenheit und Wohlbefinden.

Tab. 8.25: Interventionsbeispiel Wohngruppe

Angebot (Phase 4)	Motivation/Kommunikation durch Rituale	Raum	Zeit
Klangschale nutzen beim Gruppenangebot Sitztanz (Kap. 8.10) Rituale bei der Einnahme von Mahlzeiten Begrüßungsritual Geburtstagsritual jahreszeitliche Feste Abend- oder Nachtritual Teeritual	– Klangschale sichert die zeitliche Funktion – Begrüßungsritual als soziale Funktion – besondere kulinarische Köstlichkeiten stärken die psychische Funktion – ein Tischgebet oder Abendgebet stärkt die spirituelle Funktion	Wohn-/Essbereich auf der Wohngruppe bei schönem Wetter auf der Terrasse im Bewohnerzimmer	täglich zu gewohnten Zeiten gewohnte, wichtige jahreszeitliche Angebote

Durchführung und Konzeptarbeit (Phase 5 und 6)

Um in dieser Wohngruppe eine sichere Tagesstruktur als Orientierungshilfe anzubieten, sollte das Team gemeinsam ein Konzept erarbeiten und dieses in den Arbeitsalltag integrieren. Grundlage: Alle ziehen an einem Strang! Deshalb ist es wichtig, dies vorab mit der Wohngruppenleitung zu besprechen. Sie entscheidet, ob gruppenintern ein Projekt erarbeitet werden kann ober ob sogar eine Erweiterung des Pflege- und Betreuungskonzeptes für das Heim angezeigt wäre. Das zöge dann weitere Absprachen mit Heimleitung und Pflegedienstleitung nach sich.

Ob das Konzept nun für das Heim oder für die Wohngruppe entwickelt werden soll, benötigen Sie zuerst eine Bedarfsanalyse, die im Team oder in einem Arbeitskreis entlang folgender Fragen erbracht wird:

- Wer erstellt eine Übersicht der gelebten Rituale der Bewohner? (Berücksichtigung des sozialen Umfelds, der Erziehung, der Bildung und des Berufs der Personen)
- Welche Kulturen müssen Sie berücksichtigen? (Glauben und Herkunft)
- Welche Rituale sind für die gemeinsam gelebte Tagesstruktur sinnvoll?
- Warum sollen diese Rituale in der gewohnten Tagesstruktur gelebt werden? – Zielformulierungen, bspw. Sicherheit im sozialen Erleben
- Wann sollen die Rituale regelmäßig stattfinden?
- Wo sollen die Rituale stattfinden?

Die Ergebnisse sichern Sie bitte in einem Protokoll als Qualitätsnachweis.

Planungshilfen und Ritualbeispiele

Begrüßungsritual:

Die Sprache gehört zu den höchsten intellektuellen Leistungen. Kommunikation ist ein Grundbedürfnis eines jeden Menschen. Sie stellt einen elementaren Bereich des gesellschaftlichen Lebens dar, und Sprache ist ein wichtiger Baustein der Identität.

„Mit der fortschreitenden Demenz verliert Informationsaustausch, neben dem Stärken der sozialen Bindungen die wohl wichtigste Funktion der Sprache, zunehmend an Bedeutung." (Wojnar 2014, 89)

So kommt man im Kontakt mit diesem Menschen sehr schnell in die Denkweise „er versteht ja sowieso nichts mehr – also übernehmen wir viele Aufgaben, um die Bedürfnisse des Menschen zu erfüllen". Wir meinen es ja gut mit den Betroffenen, aber Vorsicht: Ist dies wirklich der richtige Weg? Erfüllen wir dadurch die psychischen Bedürfnisse nach Einbeziehung, Bindung, Beschäftigung, Identität?

Denken Sie daran, der Sprechtrieb ist wie bei einem Kind vorhanden, aber er kann nicht mehr so umgesetzt werden, wie wir es im Kontakt gerne hören würden. Die (sprachliche) Realität hat sich durch Störungen der Sprachproduktion und des Sprachverständnisses verändert. Aus Sicht der Demenzkranken, die sich nicht richtig ausdrücken können, kann es aufgrund der Frustration zu verbaler Aggression kommen oder zum Rückzug. Dann spricht man schnell von herausforderndem Verhalten. Aber was der Mensch mit Demenz dann eigentlich möchte, ist doch nur, verstanden zu werden – wie auch wir es brauchen.

In dieser Situation ist es nun wichtig, sich auf die Ebene dieses Menschen zu begeben. Ich spiegle zum einen seine Körperhaltung, achte aber auch auf die Sprachmelodie, den Klang meiner Stimme sowie den passenden Tonfall ihm gegenüber. Diese Form der Kommunikation, bei der es nicht um sachliche Informationen geht, bezeichnet man als „Putzgespräche“, die (ähnlich einem gegenseitigen „Lausen“ z. B. bei Affen) nur eine freundliche Geste dem anderen gegenüber bedeuten. Solche Gespräche sind ein Bestandteil aller Begrüßungsrituale und dienen der sozialen Integration. Heute würde man es Smalltalk nennen. Sätze wie: „Guten Tag!“, „Sehr erfreut!“, „Schönes Wetter heute!“, „Freue mich!“ gehören dazu. Es sind eher sinnfreie Dialoge, deren einzelne Aussagen wir nicht bewerten. „Menschen mit Demenz reagieren oft auch auf belanglose Worte, die ihnen ins Ohr geflüstert werden viel stärker, als auf ein ‚normales‘ Gespräch“ (Wojnar 2014, 91).

Ähnliche Funktionen erfüllen in unserer Arbeit angepasste, gleichbleibende Begrüßungsrituale, sowohl im direkten Kontakt als auch in der Kontaktaufnahme mit oder innerhalb einer Gruppe. Im Sprechrhythmus, in der Sprachmelodie und im Sprachaufbau sind gewisse Schlüsselreize enthalten, auf die Menschen reflexhaft, über Kulturen hinweg weitgehend gleichermaßen ansprechen und von denen sie sich unbewusst beeinflussen lassen.

Das persönliche Begrüßen (mit Namen), Blickkontakt und Händedruck ist wohl in unserem Kulturkreis eine wertvolle, ritualisierte und personzentrierte Kommunikation. Das Lächeln spielt für den Gruppenzusammenhalt eine besondere Rolle. Es hat eine beschwichtigende Funktion, es entwaffnet. Das echte Lächeln oder ein Begrüßungslied können zu essenziellen Therapeutika im Umgang mit den Demenzkranken werden. Beides erzeugt das Gefühl von Geborgenheit und Sicherheit.

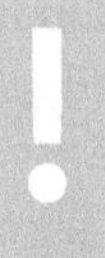

Die erarbeiteten Begrüßungsrituale sollten von allen Mitarbeitern gelebt werden. Dies gibt den Menschen mit fortgeschrittener Demenz Sicherheit. Sie fühlen sich verstanden.

Rituale bei der Einnahme von Mahlzeiten

Wie war die „Esskultur" früher? Gibt es zu heute Unterschiede? Ja, dies wird durch viele Erzählungen von alten Menschen mit unterschiedlichsten Einschränkungen deutlich.

Es war eine Zeit, da saß die Großfamilie Baur gemeinsam an einem großen Tisch und aß miteinander. Jeder war meist hungrig von der damals körperlich harten Arbeit. Frau Baur gab ihr Bestes, häufig auch mit Unterstützung ihrer Mutter oder auch der Töchter, die mit ihr ein schmackhaftes Essen auf den Tisch zauberten. Die Küchenarbeit war eine weibliche Aufgabe. Es war auch kein Thema, wenn zufällig Gäste, Arbeiter vom Hof oder aus einer Werkstatt mit am Tisch beim gemeinsamen Essen saßen. Die Hausfrau freute sich, wenn es allen schmeckte.

In vielen Familien gab es an Arbeitstagen Alltagsgeschirr. Am Sonntag wurde der Tisch meist mit einem selbstbestickten Tischtuch und dem Sonntagsgeschirr gedeckt. In religiös geprägten Familien wurde täglich das Tischgebet vor dem Mittagessen gesprochen. In manchen Haushalten gab es eine Tischglocke oder einen Gong an der Wand, die angeschlagen wurden, wenn das Essen fertig war. Damit rief man zur gemeinsamen Mahlzeit. Frau Baur stellte dann eine große Suppenterrine auf den Tisch und teilte meist die Suppe aus.

Jetzt stellen Sie sich vor, Frau Baur lebt bei Ihnen im Heim aufgrund ihrer Alzheimer-Demenz im mittelschweren Stadium. Sie braucht Unterstützung in ihrem gewohnten Alltag. Sie wundern sich, dass Frau Baur Probleme mit der Nahrungsaufnahme hat. Das Trinken aus der Schnabeltasse gelingt ihr nicht selbständig, obwohl die Tasse vor ihr auf dem Tisch steht und sie keine motorischen Einschränkungen hat. Warum ist das so?

Aufgrund der Demenz gehen zunehmend kognitive Fähigkeiten verloren. Die Schnabeltasse ist in Frau Baurs Realität etwas Unbekanntes. Es besteht für sie kein Grund, diese Tasse in die Hand zu nehmen, um zu trinken. Man denke auch an das Sprichwort: „Was der Bauer nicht kennt, isst er nicht." Nutzen Sie daher für Frau Baur ein ihr bekanntes Glas oder sogar ihre „alte" Tasse. Dadurch erkennt sie etwas für sie Wertvolles wieder und trinkt selbständig. Berücksichtigen Sie dabei auch ihr Lieblingsgetränk. Weitere von mir empfohlene Rituale rund ums Essen:

- Der Sonntag ist ein besonderer Tag, auch in Bezug auf die Esskultur. Eine Tischdecke darf nicht fehlen. Das weckt Erinnerungen und bietet Orientierung.
- Das Mittagessen wird für alle zur gleichen Zeit serviert. Da bietet sich als Ritual ein tägliches Tischgebet an, verstärkt durch die Geste des Händefaltens. Alle sprechen gemeinsam ein bekanntes Tischgebet und wünschen sich: „Fröhlich sei das Mittagessen, guten Appetit", was von einem Mitarbeiter angeleitet wird.
- Das Tischgebet kann auch vom Gebetswürfel ausgesucht und dann gebetet werden.

BEISPIEL

Bekannte Tischgebete (Volksgut):
Alle guten Gaben, alles, was wir haben,
kommt, o Gott, von dir. Wir danken dir dafür. Amen.

Segne Vater, diese Speise,
uns zur Kraft und dir zum Preise. Amen.

Komm, Herr Jesus, sei unser Gast,
und segne, was du uns bescheret hast. Amen.

O Gott, von dem wir alles haben,
wir preisen dich für deine Gaben.
Du speisest uns, weil du uns liebst,

nun segne auch, was du uns gibst. Amen.

- Eine Tischglocke oder der alte Gong kann rituell den Beginn (und das Ende) der Mahlzeit markieren.

Ritualisierte Unterstützung bei Pflege- und Betreuungshandlungen
Wir erleben im Pflege- und Betreuungsalltag häufig, dass verbale Bitten und Aufforderungen nicht mehr verstanden werden. Manchmal besteht die Möglichkeit, diese mit einem Lied und Sprichwörtern zu vermitteln:

Möchte ich, dass mir jemand die Hand gibt, eignen sich folgende Liedbeispiele:
- „So nimm denn meine Hände"
- „Taler, Taler, du musst wandern"

- „Wer will fleißige Handwerker sehn" bzw. das Sprichwort: „Gemeinsam geht alles besser ..."

Möchte ich, dass jemand sich hinsetzt:
- „Komm setz dich ans Fenster ...",
- „Mädel ruck ruck ruck an meine grüne Seite ..."

Möchte ich eine selbständige Handlung verstärken oder loben:
- Liedbeispiel: „Ei, das hast du fein gemacht ..."
- Sprichwort: „Das passt wie die Faust aufs Auge" oder auch „ ... wie angegossen"

Um jemanden zum Trinken anzuregen, gibt es zahlreiche Liedbeispiele:
- „Trink mer noch ein Tröpfchen ...",
- „Ein Prosit, ein Prosit der Gemütlichkeit ..."
- „Trink, trink, Brüderlein trink ..."
- „Es gibt kein Bier auf Hawaii"
- Rheinlieder: „Wenn das Wasser im Rhein goldener Wein wär ..."

... aber auch Sprichwörter:
- „Ein Gläschen in Ehren kann niemand verwehren"
- „Essen und Trinken hält Leib und Seele zusammen"

Möchte ich jemandem die Angst vor der unbekannten Bewegung nehmen, liegen als Liedbeispiele nahe:
- „Keine Angst, keine Angst, Rosemarie ..."
- „Das kann doch einen Seemann nicht erschüttern"
- „Zeigt her eure Füße, zeigt her eure Schuh"

... und als Sprichwörter:
- „Es ist noch kein Meister vom Himmel gefallen"
- „Übung macht den Meister"

Möchte ich eine peinliche Situation entschärfen, nutze ich die Liedbeispiele:
- „davon geht die Welt nicht unter ...",
- „das kann doch einen Seemann nicht erschüttern ..."

... bzw. das Sprichwort „Schwein gehabt"

Freude vermitteln die Lieder:

- „Freut euch des Lebens ..."
- „Jetzt kommen die lustigen Tage, Schätzel ade"
- „So ein Tag, so wunderschön wie heute ..."
- „Was kann der Sigismund dafür, dass er so schön ist"

... und das Sprichwort: „Geteilte Freude ist doppelte Freude"

Abend- oder Nachtrituale

Wir genießen doch alle nach einem arbeitsreichen oder ereignisreichen Tag ein „Abendritual", oder? Wie ist es bei Ihnen?

Der eine liest sein Buch; der andere schaut regelmäßig seine Nachrichten im Fernsehen, trinkt ein Gläschen Wein oder sonstiges oder knabbert etwas. Wenn Sie Ihr Ritual aus welchen Gründen auch immer nicht genießen könnten, würde etwas fehlen.

Auch der alte Mensch pflegte in seinem Leben Rituale am Abend. Sind Ihnen diese bekannt? Früher wurde in der guten Wohnstube abends häufig gesungen, gestrickt, gespielt und geschwätzt. In der Wohnstube war es gemütlich und warm, man hatte endlich Feierabend. Es gab etwas Gutes zu trinken. All das war natürlich von den Gewohnheiten, der Kultur, den Bräuchen der Region abhängig. Wie ist es im Pflegeheim auf der Wohngruppe mit solchen wichtigen Ritualen?

Ein kurzer, gemeinsamer abendlicher Abschluss nach dem Abendessen kann auch dort vor dem Zubettgehen angeleitet werden und den Menschen Orientierung geben. Dieses Angebot kann auch den Schlaf-Wach-Rhythmus unterstützen und eine ruhige Nacht einleiten. Als Abendrituale kommt z. B. infrage:

- gemeinsam ein Abendlied singen:
  - „Weißt du wieviel Sternlein stehen"
  - „La – le – lu"
  - „Der Mond ist aufgegangen"
  - „Kein schöner Land in dieser Zeit"
  - „Guten Abend, gute Nacht"
  - „Guter Mond, du gehst so stille"
- eine kurze Abendgeschichte oder ein Gedicht vorlesen
- Teeritual am Abend: Zelebrieren Sie das gemeinsame Teetrinken mit verschiedenen beruhigenden Tees aus besonderen Teetassen, die man früher genutzt hat. Dieses Angebot ist wiederum davon abhängig, ob das in der Region früher gelebt wurde.

Nachtritual im Zimmer:

- Abendgebet: Das „Vater unser“-Gebet wurde vor dem Zubettgehen von vielen Menschen gebetet. Bieten Sie es den Menschen an, die es gewohnt sind. Setzen Sie sich dazu, falten Sie gemeinsam die Hände und sprechen Sie das Gebet gemeinsam. Dies gibt zeitliche Orientierung: Der Abend geht zu Ende, die Nacht wird eingeläutet.
- Abendlied: Wiegenlieder geben Babys wie auch alten Menschen mit Demenz Vertrauen. Mit dem langsamen, wiegenden Rhythmus und der vertrauten, leise singenden Stimme der Mutter wird dem Baby Wärme, Behaglichkeit und Sicherheit vermittelt. Bei sehr pflegeintensiven alten Menschen, die sich bereits in der schweren Phase der Demenz befinden, wird das Wiegenlied wieder ganz wichtig.

Bekannteste Wiegenlieder:

- „Weißt du, wieviel Sterne stehen“
- „Guten Abend, gut Nacht, mit Rosen bedacht“
- „Schlaf, Kindlein, schlaf!“

- Ritual der Umgebungsgestaltung: Die Details (Bsp. Vorhänge, Nachtlicht, bestimmte Dinge an ihren Platz setzen) müssen für den betreuenden Menschen herausgefunden, in der Pflege- und Betreuungsplanung beschrieben, als regelmäßiges Ritual von allen durchgeführt und abschließend dokumentiert werden. Vielleicht braucht der Bewohner auch etwas zum Halten, wie z. B. eine Puppe, sein Stofftier oder sein Kuschelkissen.

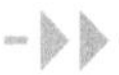

Überlegen Sie einmal für sich: Brauchen Sie zum Einschlafen ein geschlossenes Fenster, ein verdunkeltes Zimmer oder ein Nachtlicht? Vielleicht hören Sie Ihre Lieblingsmusik zum Einschlafen, lesen noch etwas oder brauchen Ihr Schmusekissen? Wie war das als Kind? Gab es einen Schlummertrunk oder ein Betthupferl?

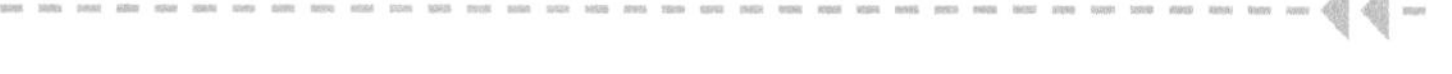

Geburtstagsritual

Der Geburtstag ist für die meisten Menschen von besonderer Bedeutung. Es ist der Tag, an dem das Geburtstagskind im Mittelpunkt steht. Es bekommt Glückwünsche von Menschen aus der Familie, dem Freundeskreis, von Bekannten, irgendwann auch vom Pfarrer oder Bürgermeister.

Das Geburtstagskind auf Ihrer Wohngruppe bekommt selbstverständlich auch Glückwünsche vom Pflege- und Betreuungspersonal und den Mitbewohnern. Um diesen besonderen Tag jeden Bewohner würdevoll erleben zu lassen, bietet sich ein Geburtstagsritual an. Wenn irgend möglich, sollte der Geburtstag so erlebt werden, wie er ihn früher gefeiert hat.

Gestalten Sie einen Korb oder eine Kiste mit den Materialien, die den früheren Geburtstagbrauch des Geburtstagskindes erleben lassen und es freuen. So haben alle Mitarbeiter ohne große Vorbereitung das Notwendige zur Hand.

Nun zum Geburtstagsmorgen: Der Frühstücksplatz soll besonders gestaltet werden und sich vom Alltag abheben. Ein schönes Tischset mit besonderem Geburtstagsgeschirr (feines altes Porzellan) und einer schön gefalteten Serviette werden als besondere Aufmerksamkeit und vielleicht Erinnerung wahrgenommen. Eine Geburtstagkerze (LED) darf nicht fehlen. Bei Damen (und warum nicht auch bei Herren) sollte eine besondere kleine Blumenvase (passend zum Gedeck oder eine Kristallvase), befüllt mit bekannten Blumen, nicht fehlen.

Wenn das Geburtstagskind am Platz sitzt, gratuliert das anwesende Personal und singt ein bekanntes Geburtstagständchen. Häufig stimmen die Mitbewohner mit ein. Es wäre auch noch eine Möglichkeit, dass das zuständige Team das Frühstück schön angerichtet nach den Vorlieben des Geburtstagskindes auf einem Tablett serviert. Eine weitere schöne, kreative persönliche Aufmerksamkeit ist die Blüte aus Papier, die sich im Wasser öffnet (Anleitung dazu: Friese/ Halbach 2015, 73).

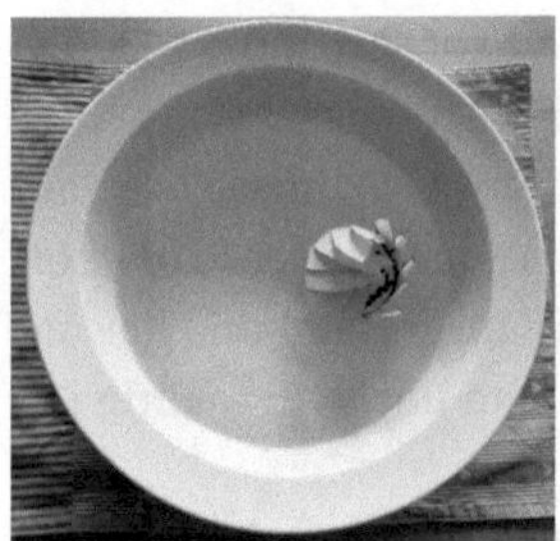
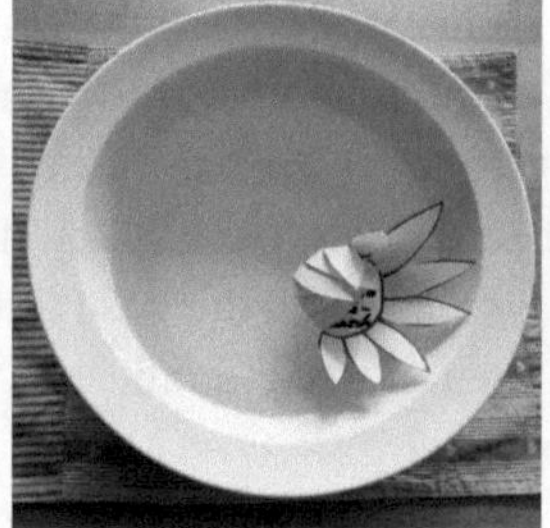
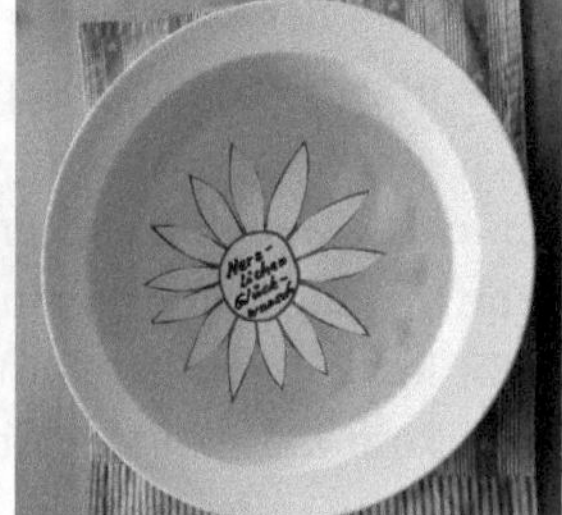

Abb. 8.12: Geburtstags-Sonnenblume

Valentinstag im Pflegeheim

Erst seit Mitte des 20. Jahrhunderts ist der Valentinstag in Deutschland bekannt. Stationierte US-Soldaten brachten den Brauch aus Amerika mit nach Deutschland. Als Zeichen der Zuneigung, der Liebe schenkt man Blumen – meist rote Rosen. Dieser Brauch eignet sich gut für ein Ritual im Pflegeheim, wie das folgende Beispiel zeigt:

BEISPIEL

Jedes Jahr fand am Nachmittag des 14. Februar etwas ganz Besonderes in einem Pflegeheim am Waldesrand einer Kleinstadt statt. Im Wochenplan hatte der Valentinstag einen wichtigen Platz, großgeschrieben und mit einem Rosenstrauß als Piktogramm nochmals bildhaft verstärkt.
Ein „hübscher junger Mann" mit einem schicken schwarzen Anzug – oder auch schon mal einem Smoking – und einem Zylinder machte sich auf den Weg durch die Stationen. Seine Begleitung waren hundert rote Rosen auf einem Wagen. In der Hand hielt er ein rotes Herz aus Papier, auf dem folgender Spruch stand:
Sankt Valentin, du weißt es schon,
ist der Liebe Schutzpatron.
Er ist's, der über unsere Liebe wacht
am hellen Tag und in der Nacht.

Nun besuchte der hübsche junge „Valentin" jede Bewohnerin und jeden Bewohner, übermittelte allen diesen Spruch, verbunden mit den besten Wünschen sowie einer roten Rose. Ich begleitete ihn als „Valentine in einem schicken roten Kleid" und durfte dabei wunderbare Augenblicke dieses Rituals beobachten.

Was eine wertschätzende Geste verbal und nonverbal bewirkt ist enorm! Strahlende weibliche und auch männliche Gesichter, Tränen vor Rührung, Dankesäußerungen verbal oder auch durch einen Händedruck zeigten mir, wie wichtig solch ein Brauch ist. Für viele ist es ein bewusstes Erleben, Erinnern, so dass wir aus dem methodischen Ansatz die Wichtigkeit dieses Rituals verdeutlichen können. Eine Dame die im Bett lag, hielt die Rose fest in ihrer Hand und ließ sie nicht los. Sie konnte nicht mehr sprechen, aber sie zeigte uns, wie wichtig ihr diese Rose war. Ein Liebesbeweis?

Wenn wir dieses Ritual mit Tom Kitwoods Blume in Verbindung bringen, so erkennen wir, dass die psychischen Bedürfnisse durch dieses Ritual mit individuellen Schwerpunkten erfüllt werden. Vielleicht bekommen Sie Lust, dieses Ritual in Ihren Berufsalltag einzubinden.

8.12 Kreativität im Alter

Über Kreativität und ihre Bedeutung habe ich häufig nachgedacht und mich gefragt, ob ich und wann ich kreativ bin. Dabei merkte ich, dass dies von der Situation abhängig ist. Lasse ich mich emotional auf kreatives Tun ein, dann bewerte ich es nicht rational.

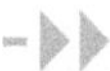

Was heißt Kreativität für Sie? Was heißt Kreativität für den alten Menschen oder den Menschen mit Demenz? Halten Sie kurz inne. Notieren Sie in einer Tabelle Ihre Gedanken zu den drei Fragen. Gibt es da große Unterschiede? Sie werden erstaunt sein.

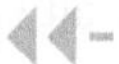

Eine einheitliche Definition für Kreativität verneinen viele Wissenschaftler, die sich mit dem Thema auseinandergesetzt haben. Ursprünglich stammt „Kreativität" vom lateinischen „creare" und bedeutet „erschaffen" und „hervorbringen".

Kreativität ist ein motivierendes Element der Lebensgestaltung in jedem Alter. Sie fördert lebenslang die Persönlichkeitsentwicklung eines Menschen.

Wie funktioniert diese kreative Lebensgestaltung bei einem Menschen mit Demenz, der zunehmend seine Selbständigkeit und kognitiven Fähigkeiten verliert? Das ist ja das Spannende. Im ersten Augenblick denkt man, das kann ja nicht mehr funktionieren. Sarah Zoutewelle-Morris eröffnet jedoch in ihrem Buch „Wenn es Schokolade regnet" folgende Sichtweise:

> *„Kreativität bedeutet nicht unbedingt, dass Sie sich künstlerisch betätigen, singen oder etwas darstellen. Im weitesten Sinn fängt Kreativität dort an, wo – man etwas anders macht als auf die übliche Art, um neue Möglichkeiten zu entdecken oder zu entwickeln." (Zoutewelle-Morris 2013, 18)*

Dies ist eine sehr berührende Beschreibung. Sie lädt ein zu der „Kunst", im Kontakt mit dem Menschen mit Demenz diesen sein „Eigenes", „Anderes" entdecken und entwickeln zu lassen. Ihn seine Realität leben und genießen zu lassen. Sich in eine Person hineinzuversetzen und (wenn es passt!) mit ihr in ihrer Welt das zu tun, was sie in ihrem momentanen Bewusstsein an Impulsen wahrnimmt, auch ohne Worte. So kann vieles, was wir für alltäglich erachten, für den an Demenz erkrankten Menschen „Kreativität und Kunst" sein.

Sein Weg ist sein Ziel – nicht unsere Realität ist der Weg zu seinem Ziel.

Diese kreative Grundhaltung führt bei dem Betroffenen zu folgenden sinnvollen personzentrierten Ergebnissen: Durch ein offenes, wertfreies Miteinander entsteht eine gute Beziehung, in der sich mehr Vertrauen aufbaut. Verbale oder nonverbale Kommunikation wird möglich und fördert die Eigeninitiative und Aufmerksamkeit des Betroffenen. Er zeigt Interesse, probiert aus, macht mit, hält längere Phasen von Klarheit und Sicherheit. Beide Seiten haben im Idealfall Freude am kreativen Kontakt.

Vergleichen Sie diese Ergebnisse mit den psychischen Bedürfnissen nach Tom Kitwood (Abb. 8.13), so erscheint mir diese kreative Haltung lohnenswert. Eine kreative Haltung und Kreativ-Angebote wirken in vielen Facetten auf unseren Organismus, wie der folgende Überblick zeigt.

Bindung
wertfreies Miteinander baut Beziehung auf
Trost
Liebe
Identität
erlebt Freude und Klarheit
Einbeziehung
durch Vertrauen & Eigeninitiative
Beschäftigung
probiert aus und macht mit

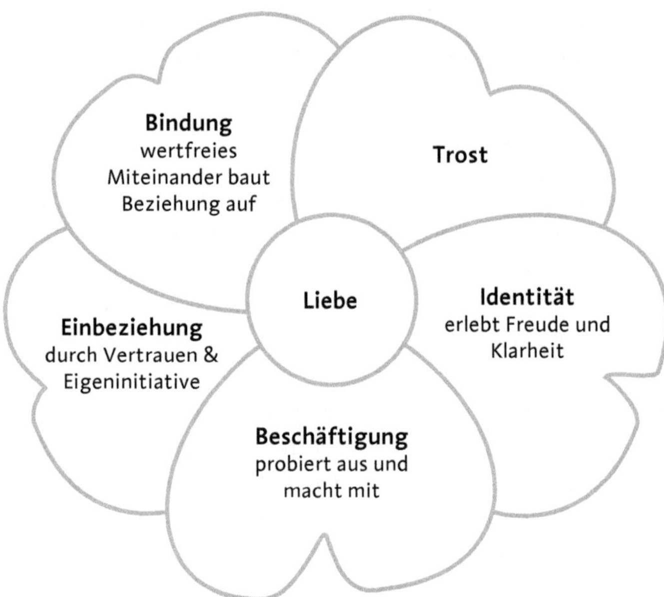

Abb. 8.13: „Kreative" Blume (nach Kitwood 2016)

Physiologische Aspekte von Kreativität sind:

- Entwicklung, Erhalt und Verbesserung der Motorik
- Koordination und Gleichgewicht
- Anregung der sinnlichen Wahrnehmung

Kognitive Aspekte von Kreativität sind:

- Entfaltung von Kreativität
- Zeitliche, räumliche und situative Orientierung

- Nachahmung
- Sprachverständnis und Sprachausdruck
- Lesen und Schreiben

Psychologische Aspekte von Kreativität sind:
- Kontaktfähigkeit
- Freude
- Identität
- Stabilität und Flexibilität
- Selbstachtung und Selbstvertrauen
- Interesse an der Zukunft
- vom Betreuten zum Betreuer werden (wenn jemand andere unterstützt)
- sich als Gestalter und Gebender erleben

Soziale Aspekte von Kreativität sind:
- Interaktion mit bekannten Materialien fördert Kontakt und Kommunikation
- Identifikation mit der Gruppe und der Umgebung
- das Tun für sich und für andere

Die Wirkung von kreativem Tun auf das Selbstbild und Umgang mit dem Ich:
- Wahrnehmung der eigenen Wirksamkeit
- gebraucht werden
- offensichtlich sinnvolles Tun
- Motivation, Engagement

Ich sehe Kreativität zusammenfassend als Anteil der Lebensqualität von Menschen mit Demenz, denn drei zentrale Merkmale davon sind das Gefühl, etwas Sinnvolles zu tun, zu etwas nütze zu sein und in positiven Beziehungen mit anderen zu stehen.

Wie nun Kreativität in der praktischen personzentrierten Betreuung gelingen kann, beschreiben die nächsten beiden Abschnitte Schritt für Schritt, unter Berücksichtigung der weiblichen und männlichen Lebensthemen.

Kreativität für Frauen

Tab. 8.26 gibt einen Überblick über die Schwerpunkte bzw. häufigen Lebensthemen in Frauenbiografien.

Tab. 8.26: Häufige Lebensthemen von hochaltrigen Frauen

Kinder	Kochen	Backen	Haushalt
Handarbeit	Stopfen	Flicken	Pflege
Mutter	Ehefrau	Familie	Schule
Kindheit	Weihnachten	Ostern	Vater
Glaube	Geschwister	Garten	Sparen
Geburtstag	Freundin	Musik	Tanzen
Rezepte	Kleidung	Arbeit	Träume
Wünsche	Großeltern	Hochzeit	Parfüm
Schmuck	Haushaltsgeld	Ausflüge	Urlaub
Erlebnisse	Beruf	Feiern / Feste	Vereine

Informationssammlung (Phase 1)

BEISPIEL

Frau Weiß lebt seit einem halben Jahr auf einer integrativen Pflegestation. Sie ist ledig; eine Nichte kommt sie regelmäßig besuchen. Sonst hat sie keine Kontaktpersonen mehr. Der Besuch tut der unruhigen, aber stillen Frau Weiß gut. Sie findet in der Zeit Ruhe. Sonst läuft sie sehr viel allein ihre bekannten Runden durchs Haus und durch den Garten. Sie ist an der Alzheimer-Demenz erkrankt und befindet sich im Moment in der mittleren Phase. Angepasste, langsame Kommunikation kann sie noch zum größten Teil verarbeiten und auch kurz auf Fragen antworten. Aus der Biografie wissen wir, dass sie sehr gern im Verkauf einer Bäckerei gearbeitet hat. Die Nichte erzählte mir, dass sie sehr strukturiert und ordentlich ist; ihr Haushalt war immer picobello, und genauso wirkt auch ihr Zimmer auf der Station. Sie war eine Einzelgängerin, deren Kontakte zu Menschen sich weitgehend auf die Bäckerei beschränkten.
Wenn ich ihr auf ihren täglichen Runden begegnete, hielt sie inne und blieb kurz stehen. Sie konnte mich wohl nicht mit meinem Namen begrüßen, aber die Beziehung „passte“ trotzdem.
Eines Tages lud ich sie zu einer neuen „Kreativgruppe“ ein: „Ich habe etwas ganz Besonderes vorbereitet und möchte Ihnen das gerne zeigen“. Sie ging mit mir mit. Ich hatte den Eindruck, sie freute sich darauf. Im Therapieraum hatte ich für vier Bewohner den Tisch mit Fingermalfarben, Wassermalfarben, Papier, Pinsel, alten Trägerschürzen und Wassergläsern vorbereitet. Sie kam als erste Bewohnerin an, und ich bat sie, sich einen Platz auszusuchen.
Sie schaute neugierig auf den Tisch und hatte schnell ihren Platz

gefunden. Ich informierte sie, dass ich noch drei Bewohnerinnen abholen müsse, und bat sie um etwas Geduld. Sie könne sich die Sachen auf den Tisch schon mal anschauen. Etwa fünf Minuten später kam ich mit den drei Damen in den Therapieraum zurück. Was sah ich da?
Frau Weiß hatte die Schürze umgebunden, den Wassermalkasten zu ihrem Platz geholt und mit Malen begonnen. Auf ihrem Blatt konnte ich in einer Linie gleichmäßige, zart und fein gemalte Blumen sehen, wie eine Umrahmung des Blattes.
Sie war so konzentriert dabei, dass Umhergehen im Moment gar nicht mehr wichtig war. Durch die angebotenen, nonverbalen Reize und die Utensilien hatte sie ihre Kreativität wiederentdeckt.

Tab. 8.27: Ressourcen und Probleme von Frau Weiß

Ressourcen Frau Weiß (Phase 2)	Probleme Frau Weiß (Phase 2)
hat eine Bindung/Beziehung und Vertrauen zu mir als Therapeutin	beginnende eingeschränkte Alltagskompetenz
Mobilität ohne Hilfsmittel vorhanden	vergisst, Pausen einzulegen
eine Nichte, die sie regelmäßig besucht	Überforderung kann entstehen
ordentlich und strukturiert in ihrem bekannten Umfeld	
liebte ihren Beruf in der Bäckerei	
Feinmotorik vorhanden	

Ziele (Phase 3)

- Frau Weiß lebt ihre Kreativität.
- Frau Weiß erlebt Reize durch vielfältige Stimulation.
- Frau Weiß erlebt und spürt (Selbst-)Vertrauen durch bekannte Materialien.
- Frau Weiß erlebt Beschäftigung.
- Frau Weiß erlebt Gemeinschaft.

Tab. 8.28: Interventionsbeispiel Frau Weiß

Angebot (Phase 4)	Motivation / Kommunikation	Raum	Zeit
Kreativ-gruppe	– Einladung auf Basis einer guten Beziehung: „Ich möchte Ihnen etwas Neues zeigen“ – – Tisch vorbereitet mit Malutensilien – Trägerschürze	Therapieraum (wichtig: kein Publikums-verkehr)	1 x wöchentlich 10.00 Uhr je nach Konzen-trationsfähigkeit 40–50 Minuten

Durchführung (Phase 5)

Dieses Fallbeispiel zeigt, wie nonverbale Stimulation Ressourcen weckt und die Selbständigkeit fördert. Frau Weiß erlebte Eigeninitiative durch vertraute Elemente. Was auf dem Blatt entstand, zeigte ihre Kreativität und Kunst. Sie lebte und arbeitete in ihrer Realität.

Wie bisher gezeigt gehören Begrüßung und Verabschiedung sowohl in einer Einzelaktivierung als auch in einer Kleingruppe dazu.

In Kleingruppen mit Menschen mit fortgeschrittener Demenz kann es auch vorkommen, dass Sie bezogen auf die Biografie der Person vielleicht den ersten Schritt durch Führung der Hand anleiten müssen, egal mit welchem Medium. Wichtig ist nur, dass die Führung durch selbständiges Tun abgelöst wird, so dass die Kreativität des Betroffenen leben kann.

Je bekannter der Schlüsselreiz ist, desto kreativer und selbständiger kann die bekannte Beschäftigung geschehen. Der Wäschekorb mit frisch gewaschenen Geschirrtüchern weckt die Erinnerung und ermöglicht Selbständigkeit und Kreativität beim Falten der Wäsche. Jeder hat seine Art, diese zusammenzulegen und zu stapeln. Die gefaltete Wäsche sieht wie ein gleichmäßiger, kunstvoller Stapel aus – und wenn eher der „schiefe Turm“ von Pisa herausgekommen ist, darf das genauso sein.

Auch ein unordentlicher Wollknäuel kann Kreativität auslösen. Wichtig dabei ist es, auf die Lebenswelt der Biografie des Menschen Bezug zu nehmen.

Dokumentation (Phase 6)

- Frau Weiß hat selbständig die Utensilien zum Malen des Bildes herausgesucht, die sie strukturiert vor sich hinlegte.
- Frau Weiß war dabei hochkonzentriert.
- Frau Weiß malte feine, gleichmäßige Blumen als Umrahmung ihres Blattes.

Planungshilfen

Weitere kreative Angebote für die Frauen sind:

- Tisch decken am Sonntag mit einer besonderen Tischdecke; Falten von Servietten.
- Blumenvasen mit jahreszeitlichen Blumen richten
- Wäsche falten und in den Schrank räumen
- Schatzkiste gestalten
- Erinnerungsbuch gestalten
- jahreszeitliche Dekoration im privaten Zimmer
- bei Blumenfreundinnen die Fensterbank nutzen

Kreativität für Männer

Mittlerweile nimmt die Anzahl männlicher Bewohner in Pflegeheimen zu. Die Jahrgänge, die unter den Kriegsauswirkungen zu leiden hatten, sterben aus. Wir erleben eine immer höhere Lebenserwartung und damit auch eine erkennbare Zunahme demenziell erkrankter Männer.

Daraus ergibt sich auch die Forderung, in den Pflegeeinrichtungen spezielle, biografiebezogene Beschäftigungen und Kreativität für Männer zu entwickeln und diese in Gruppen- oder Einzelaktivierungen anzubieten. Heimbewohner sehen meist wenig Sinn darin, an den vorhandenen Mal-, Bastel- und Kreativangeboten teilzunehmen. Dies hat viel mit ihrer sozialen Prägung und dem Charakter der Angebote zu tun.

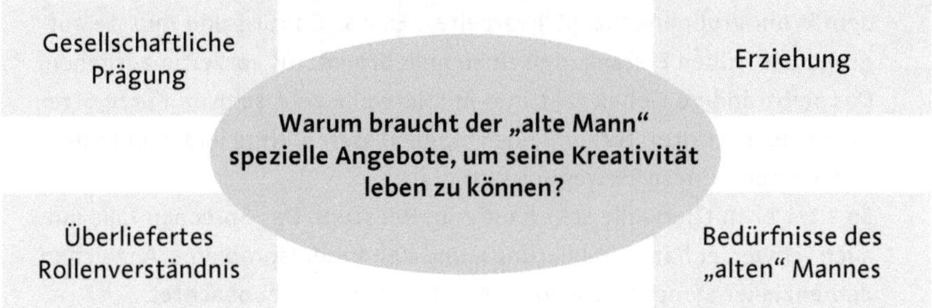

Abb. 8.14: Besondere Bedürfnisse hochaltriger männlicher Einrichtungsbewohner

„Die Angebote zur Beschäftigung, Bewegung und Begegnung haben meist weiblichen Charakter, alte Männer werden zu Aktivitäten aufgefordert, die kaum einen Bezug zu ihrem bisherigen Leben aufweisen, ihre brüchige männ-

liche Identität weiter beschädigen und sie vor sich selbst lächerlich machen. Das bedeutet: Mandalas malen, das Zusammenlegen von Wäsche, Kochen und Backen und ähnliches mehr oder Kurzzeitaktivierungen mit bunten Wäscheklammern, Knöpfen und Seidentüchern wecken durchaus Erinnerungen, geben dem Mann jedoch nicht das Gefühl ‚männlicher' Betätigung und entsprechender Wertschätzung." (Hammer 2008, 153)

Tab. 8.29: Schwerpunkte und Lebensthemen von Männerbiografien (Mallek 2018, 9)

Auto	Kegeln	Briefmarken	Reparaturen
Musik	Auto waschen	Bier	Haustiere
Wein	Beruf	Kneipe	Zeitung
Landwirtschaft	Wetter	Eisenbahn	Geld
Schule	Seifenkisten	Freunde	Militär
Politik	Flugzeuge	Haus bauen	Renovierung
Radio	Münzen	Fahrrad	Väter
Garten	Sport	Karten	Fernsehen
Holzarbeiten	Wetter	Werkzeug	Geografie
Büroarbeit	Würfeln	Flaggen	Lokales

Informationssammlung (Phase 1)

BEISPIEL

Herr Freitag, 60 Jahre alt, ist an Parkinson erkrankt und lebt seit einigen Monaten auf einer Wohngruppe in einem Pflegeheim. Dort wird nach dem Wohngruppenkonzept gearbeitet. Er war Chirurg und musste aufgrund der frühen Erkrankung seinen geliebten Beruf vorzeitig aufgeben. Das selbständige Gehen fällt ihm mittlerweile sehr schwer. Kurze Strecken sind mit Unterstützung noch möglich. Herr Freitag leidet außerdem unter einer Akinese (Bewegungsarmut).

So sitzt er mittlerweile sehr häufig im Rollstuhl. Das Sprechen fällt ihm auch schwer, er hat Formulierungs- und Verständnisprobleme. Anzeichen demenzieller Symptome werden mittlerweile auch beobachtet.

Herrn Freitags Ehefrau kommt ihn regelmäßig besuchen. Er liebte es früher, regelmäßig klassische Konzerte mit ihr zu besuchen. Wenn es die Zeit zuließ, besuchten sie auch die Oper.

Nun sitzt Herr Freitag im Wohn-/Essbereich am Tisch und wirkt sehr traurig. Sein Blick ist starr zum Tisch geneigt. Wie kann ich seine Kreativität wecken?

Tab. 8.30: Ressourcen und Probleme von Herrn Freitag

Ressourcen Herr Freitag (Phase 2)	Probleme Herr Freitag (Phase 2)
liebt klassische Musik	Parkinson-Erkrankung
ging gerne in die Oper	leidet unter Bewegungsarmut
Ehefrau kommt regelmäßig zu Besuch	hat Formulierungs- und Verständnisprobleme
liebte seinen Beruf als Chirurg	Mobilität ist eingeschränkt
	beginnende Demenzsymptomatik

Ziele (Phase 3)

- Herr Freitag lebt seine Kreativität.
- Herr Freitag erlebt Reize durch vielfältige, bekannte Stimulation.
- Herr Freitag erlebt Vertrauen durch bekannte Materialien.
- Herr Freitag erlebt Beschäftigung.

Tab. 8.31: Interventionsbeispiel Herr Freitag

Angebot (Phase 4)	Motivation/Kommunikation	Raum	Zeit
Stimulation der Kreativität durch seinen Ärztekoffer	– Einladung: „Ich möchte Ihnen etwas Besonderes zeigen" – gute Beziehung aufbauen	sein Zimmer (zu Beginn ist es wichtig, dass kein Publikumsverkehr stört)	2 x wöchentlich 10.00 Uhr je nach Konzentrationsfähigkeit 10–20 Minuten

Durchführung (Phase 5)

Begrüßung: Ich gebe zu Herrn Freitag, der am Tisch sitzt, und begebe mich auf seine Ebene, so dass Blickkontakt entsteht. Ich reiche ihm meine Hand zur Begrüßung und spreche ihn mit Namen an. Mit ruhiger Stimme und langsam sprechend stelle ich mich vor; dabei vermittle ich ihm Wertschätzung und frage nach seinem Befinden.

Hauptteil: Nun informiere ich ihn, dass ich etwas Besonderes mitgebracht habe; ich stelle seinen Arztkoffer vor ihn auf den Tisch, so dass er ihn sieht. Zunächst einmal gebe ich keine Anleitungen, sondern beobachte Herrn Freitag einfach. Nun heißt es Geduld haben, denn der Prozess kann etwas dauern, bis er den

Arztkoffer als Trigger wahrnimmt. Plötzlich greift er mit beiden Händen nach dem Koffer und zieht ihn näher zu sich heran. Er versucht, ihn zu öffnen. Da er feinmotorische Probleme hat, helfe ich ihm beim Öffnen. Einmal mehr kann ich beobachten, dass „die Tür" zum Langzeitgedächtnis geöffnet ist. Das Öffnen des Koffers bietet Herrn Freitag die Möglichkeit, dessen Inhalt gut zu sehen. Er greift in Koffer und schiebt, soweit er es kann, die Instrumente auf den Tisch. Ich beobachte dabei seine Gestik und Mimik und merke, dass sich die Anspannung im Gesicht löst. Er schiebt die Instrumente (Pinzette, Haken, Klemme, Kompressen, Mullbinde, elastische Binde, Blutdruckmessgerät, Stethoskop, Spritze usw.) in eine Reihe vor sich hin. Ich lobe sein „Kunstwerk"! Er selbst wirkt sehr zufrieden. Jetzt ist Feingespür gefragt.

Ich beobachte entweder weiter oder ich frage ihn: „Herr Freitag, ich kenne mich da nicht so aus, können Sie mir sagen, wie dieses Instrument heißt? Was macht man damit?"

Wenn ich merke, dass ihn Erklärungen überfordern, lasse ich das Instrument einfach als Stimulation vor ihm liegen.

Nach einer passenden Zeitspanne von maximal 20 Minuten leite ich über zum gemeinsamen Einräumen der Instrumente in den Arztkoffer.

Verabschiedung: Mit einem ihm bekannten Lied leite ich die Verabschiedung als Ritual ein. Dadurch wecke ich eine Ressource, denn er singt mit und reicht mir seine Hand zum Abschied. Ich vereinbare mit ihm den nächsten Termin, an dem ich den Arztkoffer wieder mitbringe.

Dokumentation (Phase 6)

- Herr Freitag hat selbständig die Elemente aus dem Arztkoffer herausgeholt und vor sich hingelegt.
- Herr Freitag war dabei hochkonzentriert.
- Herr Freitag singt sein Lieblingslied mit. Dabei hat er keine Formulierungsprobleme.

Planungshilfen

- Ein weiteres Angebot als kreative Stimulation ist der Einsatz seiner liebsten klassischen Musik durch unterschiedliche Medien.
- Bekannte Opernmelodien erkennen lassen und über diesen Trigger ins Gespräch kommen.
- Bildbände (Musik, Opern, Opernhäuser) zum Anschauen nutzen.
- Collage, Schatzkiste und Erinnerungsbuch gestalten.

8.13 Spiritualität

Haben Sie sich schon einmal Gedanken gemacht, was „Spiritualität" ist? Es gibt verschiedene Interpretationen. Aspekte des Spirituellen sind u. a., Vertrauen in den Sinn eines jeden Lebens zu haben, unsere Ziele bewusster einzuordnen und uns selbst besser zu verstehen. Ein Glaube an Gott oder eine Religion sind dabei nicht unbedingt erforderlich. Die Deutsche Gesellschaft für Palliativmedizin (DGP) definiert Spiritualität so:

DEFINITION

„Unter Spiritualität kann die innere Einstellung, der innere Geist wie auch das persönliche Suchen nach Sinngebung eines Menschen verstanden werden, mit dem er versucht, Erfahrungen des Lebens und insbesondere auch existenziellen Bedrohungen zu begegnen." (Deutsche Gesellschaft für Palliativmedizin e.V. 2007)

Spiritualität ist also im Wesen des Menschen angelegt, egal welcher Kultur, welcher Religion er angehört. Es ist ein Ergebnis eines lebensgeschichtlichen Prozesses und etwas spezifisch Menschliches. Spiritualität geschieht immer in Verbindung von Systemen, wie Mensch und Natur, Mensch und Arbeitsplatz, Mensch und Musik oder Kultur oder auch im Kontakt mit zwei Menschen. In dieser Beziehung kommt es zu einer tiefen emotionalen Verbundenheit, zu einem Gefühl der Anerkennung und Zugehörigkeit.

Wir sind häufig mit dem Verstand und der Vernunft identifiziert. Wir bewerten und analysieren, um herauszufinden, wie wir etwas richtig umsetzen und gestalten. Das engt uns manchmal sehr ein und wir kommen dann in „Stresssituationen".

Menschen mit Demenz ab der mittelschweren Phase können aufgrund des Krankheitsverlaufs mit Stresssituationen gut umgehen, weil ihr Denkvermögen, ihre kognitiven Fähigkeiten abbauen. Möglicherweise handelt er frei von eigener Bewertung, jedoch nicht unbedingt frei von Ängsten.

Spiritualität hilft, dem Menschen mit Demenz Sicherheit durch Rituale zu geben – er erlebt ein gewisses Maß an geistiger Heimat und Orientierung. Durch die Beziehung zu bekannten Elementen – wie Musik, Natur, Tanz, Kunst, Gottesdienst – lebt er in sinnvoller Verbundenheit.

Beziehungen
Nähe zu anderen
und/oder zu Gott
Religion
Gottesdienst,
Gebet, Lesen,
Meditation
Spiritualität
vermittelt
durch ...
Umwelt
Natur, Meer, Berge,
Gärten
Künste
Musik, Kunst, Tanz

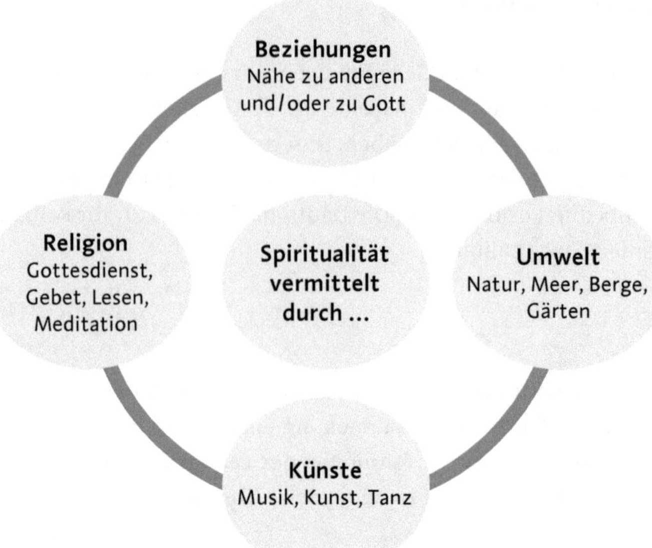

Abb. 8.15: Elemente von Spiritualität

Um die Bedingungen einer individuell sinnvollen Verbundenheit herauszufinden, hilft Ihnen der folgende Fragenkatalog.

„Grundfragen:

- Woran haben Sie Freude?
- Was hilft Ihnen, wenn Sie traurig sind?
- Welche Werte sind für Sie von Bedeutung?
- Welche Sinne sind für Sie besonders wichtig?
- Wann fühlen Sie sich nützlich?
- Was möchten Sie anderen geben?

Beziehungsebene:

- Sind Sie gerne alleine und machen wichtige Dinge gerne mit sich selber ab?
- Welche Menschen tun Ihnen gut?
- Was tun Sie gerne mit diesen Menschen?
- Wen hätten Sie gerne an Ihrer Seite, wenn Sie traurig sind?
- Wie können diese Menschen Ihnen dann etwas Gutes tun?
- Wer fehlt Ihnen?
- Wen vermissen Sie?

Umweltebene:

- An welchen Orten halten Sie sich gern auf?
- An welche Erinnerungen denken Sie gern?
- Lieben Sie die Natur? Wo sind Sie dann am liebsten?
- Was würden Sie dort am liebsten tun?
- Mit wem wären Sie dort am liebsten?
- Wo würden Sie gerne sein, wenn Ihr Leben zu Ende geht?

Musische Ebene:

- Wobei können Sie am besten Ihre Seele baumeln lassen?
- Welche Hobbies haben Sie erfüllt und Ihnen Freude gemacht?
- Welche Bedeutung hat Musik für Sie?
- Welche Bedeutung haben Bilder für Sie?
- Welche Bedeutung haben Gedichte und Bücher für Sie?
- Hätten Sie gerne Kunst hier bei sich?

Religiöse Ebene:

- Sind Sie ein religiöser oder spiritueller Mensch?“

Bei JA leiten Sie folgende Fragen weiter:

- „Gehören Sie einer Religions- bzw. Glaubensgemeinschaft oder Kirche an?
- Welche Bedeutung hat dies für Sie?
- Was wäre in Ihrer Situation jetzt wichtig und wünschenswert für Sie?
- Gibt es religiöse Elemente, die für Sie in der Vergangenheit hilfreich waren?
- Würden Sie jetzt in Ihrer Situation gerne auf Religiöses zurückgreifen?
- Was wäre das?
- Gibt es Rituale, Symbole, Texte, die dafür jetzt richtig wären?
- Gibt es einen Menschen, mit dem Sie gerne Ihre Situation und Ihre Gedanken teilen möchten?
- Wer könnte über Ihren Glauben mit Ihnen sprechen oder Ihnen etwas Gutes tun?“ (Birkholz 2017, 50ff)

So kann das Einbeziehen von Spiritualität nach dem 6-Phasen-Modell konkret geplant werden und ablaufen:

Informationssammlung (Phase 1)

> Es ist Sommer. In der Mittagspause gehe ich durch den Demenzgarten und setze mich auf eine Bank. Ein älterer Mann steht hinter seiner Frau

im Rollstuhl vor einem Wegkreuz. Ich beobachte, wie Frau Heinrich – ich kenne sie von meinen therapeutischen Besuchen in ihrem Zimmer – ihre Hände faltet. Sie richtet den Blick aufs Kreuz und murmelt unverständliche Laute vor sich hin. Herr Heinrich legt währenddessen seine Hände auf ihre Schultern. Diese berührende Situation dauert gefühlt ein paar Minuten. Dann hören die gemurmelten Laute auf, Frau Heinrichs Hände liegen wieder auf ihren Oberschenkeln. Herr Heinrich flüstert seiner Frau etwas ins Ohr, das ich nicht verstehe. Aber es fühlt sich liebevoll und zufrieden an.
Beim Vorbeigehen lächeln mich beide an. Sie wirken sehr zufrieden. Herr Heinrich erzählt mir: „Meine Frau ist sehr gläubig. Da sie aufgrund ihrer Demenz kaum noch sprechen kann, erlebe ich im stillen Gebet einen gemeinsamen Frieden mit ihr."
Ich war sehr berührt und dankbar, diesen Moment mit dem Ehepaar Heinrich erlebt zu haben.

Tab. 8.32: Ressourcen und Probleme von Frau Heinrich

Ressourcen Frau Heinrich (Phase 2)	Probleme Frau Heinrich (Phase 2)
Hat eine Bindung/Beziehung zu ihrem Ehemann	Fortgeschrittene Demenz
Mobilisation in den Rollstuhl möglich	Immobil
Fr. Heinrich ist sehr stark dem Glauben verbunden	Sprachverlust
Feinmotorik vorhanden	

Ziele (Phase 3)

- Frau Heinrich erlebt Spiritualität.
- Frau Heinrich erlebt nonverbale Stimulation durch das Kreuz.
- Frau Heinrich erlebt Vertrauen und Beziehung.
- Frau Heinrich erlebt Beschäftigung.

Tab. 8.33: Interventionsbeispiel Frau Heinrich

Angebot (Phase 4)	Motivation/ Kommunikation	Raum	Zeit
nonverbale Stimulation durch das Wegkreuz	– Spaziergang mit ihrem Ehemann im Garten – visueller Kontakt mit dem Wegkreuz – der Ehemann erklärt diese wichtige gemeinsame Erfahrung und bestärkt sie damit.	Therapiegarten In Frau Heinrichs Zimmer sollte auch ein Kreuz stehen oder hängen.	Wenn der Ehemann zu Besuch ist, entsteht durch die persönliche Beziehung und das Kreuz ein beiden angemessener Moment der Spiritualität.

Durchführung (Phase 5)

Solange diese Beziehung besteht, sollte sie gepflegt werden. Herr und Frau Heinrich haben intuitive positive Erfahrungen im Beisammensein und Erleben von Spiritualität im Gebet.

Diese Erfahrung könnte auch in der Dokumentation eingetragen und ein Vorgehen überlegt werden, dass Herr Heinrich Ihnen auf Wunsch davon erzählen kann. Herr Heinrich erfährt dabei Wertschätzung als Angehöriger.

Dokumentation (Phase 6)

- Frau Heinrich erlebt Orientierung.
- Frau Heinrich erlebt Sicherheit und Vertrauen.
- Frau Heinrich erlebt Kompetenz durch Erinnerung.
- Frau Heinrich erlebt sozialen Kontakt.

Planungshilfen und Handlungsbeispiele

Am Fallbeispiel mit dem Wegkreuz wird deutlich, dass einen Menschen mit Demenz Gesten und Symbole der Vergangenheit wichtig sein können, auch wenn sie sprachlich nicht mehr benannt werden können.

- Für eine Frau kann eine Handtasche ein Lebensausdruck der Selbständigkeit und Identität sein.
- Die Kleidung, die der jetzt demenzielle Mensch getragen und die seinen Status nach außen gezeigt hat, kann für ihn ein wichtiges Bedürfnis sein und einen Lebensausdruck vermitteln.
- Der Schlüssel kann mit dem Zuhause verknüpft werden.
- Eine klopfende Bewegung kann mit der Arbeit verknüpft werden.
- Die Perlenkette oder den Ehering zu tragen kann Liebe vermitteln.
- Der Rosenkranz kann religiöse Sicherheit vermitteln.

Wenn Sie diese Symbole unter Berücksichtigung der biografischen Daten ausprobieren, erkennen Sie an der Reaktion, ob jemand einen Zugang zu diesen findet. Um sich gemeinsam auf die Suche zu begeben, genügt es, den Menschen ernst zu nehmen und eine gute Beziehung zu ihm aufzubauen.

Spiritualität ist ein wichtiges und umfangreiches Thema. Wer sich intensiver damit auseinandersetzen möchte, dem empfehle ich das Buch „Spiritual Care bei Demenz" von Carmen Birkholz.

9 Kooperationsarbeit

Sie können nun Ihre theoretischen Kenntnisse mit den erlernten methodischen Ansätzen verknüpfen und so den Menschen mit Demenz personzentriert begegnen. Es wird eine interessante Aufgabe mit vielfältigen Erlebnissen. Wenn Sie im Kontakt mit den alten Menschen merken, dass der Alltag daheim oder in einer stationären bzw. teilstationären Einrichtung durch gute Beziehungsarbeit entspannter abläuft, entsteht Wohlbefinden auf beiden Seiten. Der Mensch mit Demenz fühlt sich „in seiner Welt" verstanden, es entstehen weniger Spannungssituationen. So erleben auch Sie als sein Gegenüber, egal ob als Pflegekraft, Betreuungskraft oder Therapeutin, professionelle Fachlichkeit und damit Bestätigung, die Ihnen Freude bereitet.

Natürlich kann es weiterhin Situationen geben, in denen Sie sich fragen, warum jemand jetzt so reagiert hat. Aber so etwas erleben wir auch in unserem eigenen Leben, ganz ohne demenzielle Ursachen. Nicht jeder Tag ist wie der andere. Werten Sie Ihr situationsbedingtes Erleben aber nicht ab. Dem Menschen gegenüber hilft vielleicht eine Redewendung wie „Oh, da hatte ich ja Tomaten auf den Augen" oder „Bin wohl ins Fettnäpfchen getreten". Wenn Sie jetzt noch gemeinsam über das Geschehene oder den Spruch lachen, ist sehr schnell die Situation vergessen.

Gerade solche Erfahrungen und Erlebnisse machen Sie oft reicher.

In unserem Pflege- und Betreuungsalltag gibt es Unterstützungs-, Beratungs- oder Kooperationsangebote, die genutzt werden können und es aus meiner Sicht auch sollen.

Diese möchte ich ihnen nun gerne nahebringen. Denn Menschen die bereit sind, Unterstützung für Menschen mit Demenz in deren gelebten Alltag durch Anwesenheit zu vermitteln, werden Wertschätzung und Wohlbefinden erleben. Das Krankheitsbild Demenz kann dadurch in unserer Gesellschaft einen „normaleren" Stellenwert erhalten.

9.1 Angehörigenarbeit

Schauen wir uns zunächst die Situation der pflegenden Angehörigen in Deutschland an.

Pflegeleistungen daheim werden überwiegend von Frauen erbracht. Man spricht zwar auch von sukzessiver Zunahme der männlichen Pflegepersonen, trotzdem wird die private häusliche Pflege zumeist von der Tochter, (Ehe-)Partnerin, Schwiegertochter oder auch Mutter übernommen.

Für diese Pflegepersonen aus der Familie stehen oft noch andere Aufgaben an, wie z. B. eigene Kinder oder eine Berufstätigkeit. Sie stehen damit rund um die Uhr vor sehr hohen Herausforderungen.

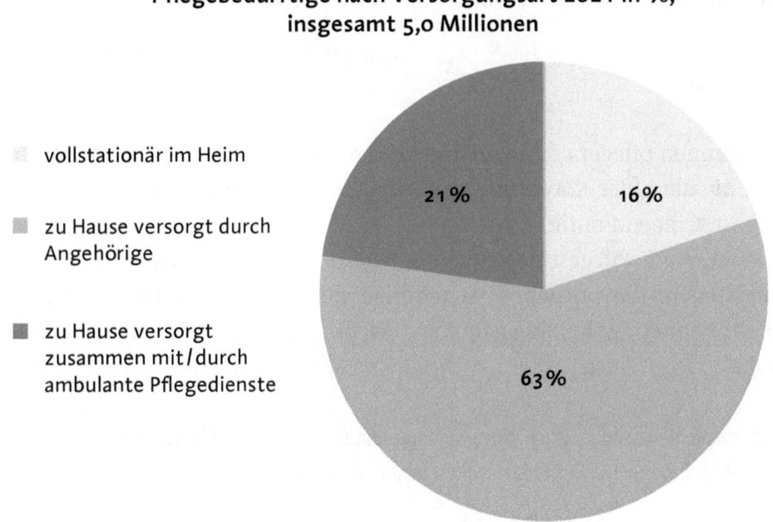

Abb. 9.1: Die Familie gilt als „größter Pflegedienst der Nation" (so benennt es der Deutsche Bundestag; nach Statistisches Bundesamt 2024)

Aus Abb. 9.1 wird deutlich, dass 84 Prozent der Pflegebedürftigen daheim gepflegt werden. Pflegende Angehörige sind vielfältigen Belastungen mit weitreichenden Folgen ausgesetzt (Tab. 9.1).

Tab. 9.1: Belastungen pflegender Angehöriger und deren Folgen

Welche Belastungsformen können bei pflegenden Angehörigen von Menschen mit Demenz auftreten?	Welche Folgen können bei pflegenden Angehörigen von Menschen mit Demenz auftreten?
– Überforderung durch ungenügende Selbsteinschätzung – zeitliche Belastung – körperliche Belastung – psychische Belastung – emotionale Belastung – soziale Belastung – gesellschaftliche Situation – fachliche Unsicherheit – Beziehungskrise (Tochter oder Ehepartner wird nicht wiedererkannt)	– fühlt sich gestresst, versteht die Situation nicht mehr – fühlt sich ausgenutzt – gestresst, körperliche Beschwerden – erschöpft: nicht verstanden werden, – Schuldgefühle – erschöpft: verstehen den Angehörigen nicht mehr – benachteiligt: Kontakte gehen verloren – diskriminiert – inkompetent – Angst, Scham, Verzweiflung

Schnell kommen pflegende Angehörige durch die vielfältigen Aufgaben an ihre Grenzen, die dann der Körper mit unterschiedlichen Symptomen zeigt. Unterstützung ist dringend nötig.

Sozialstationen, Pflegestützpunkte, Alzheimer-Gesellschaften sind wichtige Beratungsstellen, die pflegende Angehörige nutzen können. Denn wenn *Sie* nicht mehr können, ist keinem geholfen. Wichtig zu verinnerlichen: Hilfe holen ist erlaubt!

Ein empfehlenswertes Buch für pflegende Angehörige ist: „Abschied zu Lebzeiten – Wie Angehörige mit Demenzkranken leben" von Inga Tönnis.

Der Weg, eine ambulante Pflege und Betreuungsunterstützung zuhause zu nutzen, ist ein erster Schritt. Ermutigen Sie als Fachkraft pflegende Angehörige, sich auch mal eigenen Freiraum zu schaffen, um ohne Angst und in Ruhe einkaufen gehen zu können, einmal etwas für sich selbst zu tun und sich eigene Wünsche zu erfüllen.

TIPP

Stellen Sie für den Angehörigen die positiven Punkte der Pflege zuhause und die fachliche und sichere Lebensform in einer Pflegeeinrichtung gegenüber. Was wird dabei deutlich? Schauen Sie sich auch die Gegenüberstellung der „negativen und belastenden" Punkte gemeinsam an.

Mit diesen Erkenntnissen können nach einer Umgewöhnungsphase die Hilfsangebote besser verstanden werden. Die Entscheidungsfindung wird dadurch erleichtert. Angehörige werden darin bestärkt, Hilfe anzunehmen, die für den zu Pflegenden und für sie selbst passt.

Konzept der „filialen Reife"

Der Arzt Jens Bruder – 2020 im Alter von 77 Jahre verstorben – hat in Norderstedt eine der ersten Gruppen für Angehörige gegründet. Er war lange Jahre im Ärztlichen Dienst des Hamburger Landesbetriebs „Pflegen und Wohnen" tätig und Gründungsmitglied der Deutschen Alzheimer Gesellschaft sowie deren 1. Vorsitzender von 1997 bis 1998.
Jens Bruder entwickelte und beschrieb die Theorie des Erwerbs der „filialen Reife" als Normalität für die Angehörigen in einer Betreuungs- und Pflegeverantwortung

Kontrolle von unangemessenen Schuldgefühlen
Normalität für Angehörige
Fähigkeit zu fürsorglich-autoritärem Verhalten
emotionale Autonomie

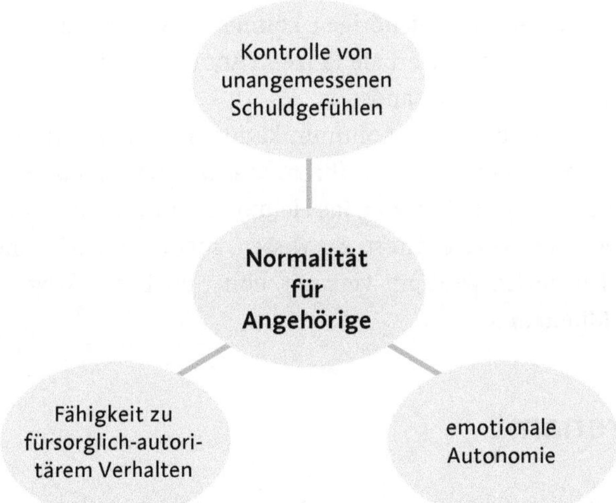

Abb. 9.2: Merkmale der filialen Reife nach Bruder 1988

Um eine gute Pflege und Betreuung als Angehöriger leisten zu können,

- ist es wichtig, sich selbst und seinen zu pflegenden Angehörigen individuelle Bedürfnisse zu erlauben.
- ist es nötig, die zunehmende körperliche Gebrechlichkeit, die Zunahme der kognitiven Defizite der Eltern oder des Partners auszuhalten. Dazu gehört auch das Zulassen der Trauer.

- ist die Durchsetzungsfähigkeit bei unterstützenden Maßnahmen und Hilfsangeboten notwendig und erlaubt.

Schon beim Erstkontakt, spätestens beim Einzug in eine Pflege- oder Betreuungseinrichtung, sind Sie die Fachkraft, die eine nachhaltige Angehörigenarbeit auf den Weg bringen kann. Dabei ist die „klientenzentrierte" Kommunikation im Erstkontakt sehr wichtig.

Die Grundlagen der Biografiearbeit sollen dem Angehörigen vermittelt werden (Kap. 5.1), um die Bereitschaft zu stärken, wichtige Informationen zu geben.

Ein weiterer Schritt ist die Milieugestaltung des Zimmers (Kap. 8.4). Auch hier muss die Bedeutung der geliebten Möbel und der persönlichen Dinge, die dem zu pflegenden Menschen sehr wichtig sind, besprochen werden. Sie sollen mit dem alten Menschen ins neue „Zuhause" einziehen, damit die räumliche Veränderung nicht allzu schwerfällt.

Dieses Gespräch ist auch ein guter Zeitpunkt, über die Nutzung und Zielsetzung einer biografischen Schatzkiste (Kap. 8.3) zu reden. Alle Mitarbeitenden des Heimes und auch die Angehörigen können diese Schatzkiste nutzen, um mit dem Menschen über nonverbale Reize in Kommunikation zu treten, insbesondere wenn die Sprache versandet ist.

Durch diese wertschätzende Kommunikation setzen Sie ein wichtiges Zeichen für die Angehörigen, die so erfahren, dass im Pflegeheim eine angepasste Betreuung sehr wichtig ist. Der Weg ins Heim wird für den alten Menschen und den Angehörigen etwas erleichtert. Zu wissen, mein Vater oder meine Mutter oder der/die Partner/in wird gut versorgt, ebnet auch den Weg für ein gutes kooperatives Miteinander.

9.2 Ehrenamt

In unserer Gesellschaft hat das Ehrenamt einen hohen Stellenwert. 13,7% der ehrenamtlich Tätigen engagierten sich im Jahr 2009 in der Seniorenarbeit (ARAG 2009). Ohne diese Bereitschaft zahlreicher Bürgerinnen und Bürger gäbe es viele Angebote und Dienstleistungen gar nicht. Sich ehrenamtlich zu engagieren, kann unterschiedliche Gründe haben. Ehrenamtlich Tätige möchten:

- Kontakte mit Menschen pflegen
- etwas Sinnvolles tun
- Freude schenken und empfangen: „Es ist ein Geben und Nehmen"
- Lebenszeit mit anderen teilen
- zum Gemeinwohl beitragen

- Kenntnisse weitergeben
- beruflich profitieren

Im Bereich der Senioren- und der Betreuungsarbeit für Menschen mit Demenz gibt es zahlreiche Möglichkeiten, sich zu engagieren.

Unterstützende Besuche daheim oder in Pflegeeinrichtungen bieten den besuchten Menschen Abwechslung und Freude. Pflegende Angehörige oder das Personal in Einrichtungen erleben in dieser Zeit Entlastung. Dadurch kann eine intensive „Patenschaft" oder Beziehung entstehen – besonders wichtig für Bewohner oder alte Menschen, die sehr wenig Besuch bekommen.

In stationären Einrichtungen gibt es häufig für das Ehrenamt zuständige Koordinatoren. Informieren Sie Interessenten auf der Homepage Ihrer Einrichtung über die Möglichkeiten eines ehrenamtlichen Engagements. Der Besuchsdienst, die Unterstützung bei Festen und Spaziergängen, die Unterstützung und Mitarbeit bei Gruppenangeboten wie Singen, Gottesdienste, Kreativität, Gartenarbeit sind einige Möglichkeiten, den alten Menschen Freude und Lebensqualität in den Einrichtungen zu bieten.

Die Rahmenbedingungen für ein „gelebtes Ehrenamt" sind wichtig. Koordinatoren oder Ansprechpartner für die ehrenamtlich Tätigen sorgen dafür, dass diese nicht allein gelassen werden. Durch Vorstellung und Begleitung des Ehrenamtlichen bei der Eingewöhnung kann Vertrauen gebildet werden, als Grundlage des Beziehungsaufbaus zu den anvertrauten Menschen. Ehrenamtliche sollen auch ein Namensschild tragen. Regelmäßiger, geplanter Austausch ist ganz wichtig zur Pflege dieser anspruchsvollen und freiwilligen Tätigkeit, die natürlich auch Wertschätzung erfahren soll. Dazu gibt es folgende Möglichkeiten:

- Anerkennung durch eine wertschätzende Grundhaltung
- Anerkennung durch Öffentlichkeitsarbeit
- Unfall- und Haftpflichtversicherungen
- Veranstaltungen am Tag des Ehrenamtes
- Möglichkeiten der kostenlosen Teilnahme an Aus- und Weiterbildungen
- Ausflüge, Jahresabschlussessen
- regelmäßiger Austausch

Geldwerte Vorteile und Sachleistungen:

- Steuerfreibetrag für Aufwandsentschädigung
- evtl. Anrechnung von ehrenamtlichen Pflegezeiten für die gesetzliche Rentenversicherung
- Geschenke zu Geburts- und Feiertagen
- Freikarten für Veranstaltungen

9.3 Vereine

Um die individuellen Bedürfnisse der Bewohner zu erfüllen, brauchen wir in unserer Pflege- und Betreuungsarbeit in teilstationären und stationären Einrichtungen Unterstützung durch Vereine. Dieses Zusammenwirken ist zugleich eine wichtige Öffentlichkeitsarbeit sowohl für die Vereine als auch für die sozialen Einrichtungen, um gemeinschaftliches Leben zu präsentieren. Welche Vereine können eine Bereicherung für die Pflegeeinrichtung bieten?

- Musikvereine, die die Feste musikalisch bereichern und Erinnerungen wecken
- Gartenbauvereine, Kleingärtenvereine, die die Pflege und Betreuung von Therapiegärten unterstützen können
- Theatervereine bzw. Laientheatergruppen führen eine Theateraufführung im Pflegeheim auf
- Kleintiervereine, Hundevereine und besonders Tierbesuche sind willkommene Abwechslungen im Pflegealltag
- Landfrauenvereine bringen sich gerne mit ihren regionalen kulinarischen Angeboten zu Projekten oder öffentlichen Veranstaltungen ein
- der Lions Club unterstützt soziale Projekte
- Narrenzünfte oder Faschingsvereine bringen während der fünften Jahreszeit ihr regionales Brauchtum in soziale Einrichtungen
- Kulturvereine bringen durch unterschiedliche Angebote ihre Kultur näher, z.B. durch Musik, kulinarische Angebote, kulturverbundene Traditionen
- Tanzvereine können durch Aufführungen das Festprogramm erweitern
- Hospizvereine arbeiten bei Bedarf bei der Sterbebegleitung mit
- DRK-Fahrdienste unterstützen Behindertentransporte für kleine Ausflüge

9.4 Kindergärten, Schulen, Musikschulen und Hochschulen

Aus meiner beruflichen Erfahrung weiß ich, wie wichtig die Zusammenarbeit mit Schulen und Kindergärten ist. Kinder sind wichtige Trigger in der Erinnerungsarbeit, um die Tür zu den Menschen mit Demenz zu öffnen. Man erlebt mit ihnen lebensfrohe Momente für alle Beteiligten.

Wie kann diese Kooperation gelingen? Nehmen Sie Kontakt mit den regionalen Schulen und Kindergärten auf. Vermitteln Sie Ihr Interesse, gemeinsame Projekte mit „Jung und Alt“ zu gestalten. Bieten Sie an, die Räumlichkeit zu stellen und gemeinsame Erlebnisse in der Einrichtung für eine Ausstellung,

Vorführung, Vorspiele, gemeinsame Erfahrungen im kreativen Tun, regelmäßige Spielrunden zu ermöglichen. Diese Erfahrungen bieten den Kindern die Möglichkeit, durch ihr Engagement ihre soziale Kompetenz zu erweitern. Es gibt kaum Berührungsängste. Beispiele dafür sind:

- Kindergartenkinder kommen mit ihren Laternen am St. Martinstag und besuchen die Senioren.
- Kindergarten- oder Schulkinder pflücken auf dem Erdbeerfeld Erdbeeren und bringen diese zum gemeinsamen Genuss ins Heim (vgl. Kap. 8.9).
- Gemeinsames Ostereiersuchen, wenn möglich im Garten.
- Schul- oder Kindergartenprojekte werden im Pflegeheim aufgeführt.
- Organisierte Besuche der Senioren in Schulen oder Kindergärten, Motto: „Schule heute – Schule damals".
- Soziale Projekte während des Kommunion- und Konfirmationsunterrichts.
- Vorspiele der Musikschule.

Kooperationsmöglichkeiten gibt es auch mit Hochschulen und Universitäten in verschiedensten Fachrichtungen. Studierende müssen je nach Prüfungsverordnungen Fach-, Projekt-, Bachelor- und Masterarbeiten erbringen. Dies bedarf häufig Recherchen und Studien in unterschiedlichsten Bereichen, wie in der Sozialarbeit, Pflegewissenschaft und Gerontopsychiatrie.

Seien Sie bei Anfragen über die Heimleitung offen für solche Projekte. Sie bedeuten für alle Beteiligten eine Weiterentwicklung im sozialen, räumlichen, öffentlichen und fachlichen Bereich.

Einige Studiengänge bieten positiv wirkende Kontakte, auch für den alten Menschen, z. B. an Musikhochschulen, bei Pflegewissenschaften oder Sozialer Arbeit.

Studenten der Architektur / Innenarchitektur können für die Milieugestaltung einen wichtigen fachlichen Beitrag leisten, entlang der Richtschnur: „Wo fühlt sich der Mensch mit Demenz sicher und daheim?" Ein Gartenbaustudium eröffnet die Chance zur Weiterentwicklung der Therapiegärten. Studiengänge der Gesundheitswissenschaft, Gerontopsychiatrie und Therapiewissenschaften wie Logopädie, Physiotherapie, Ergotherapie u. a. könnten in der Weiterentwicklung der medizinischen und therapeutischen Möglichkeiten wertvolle Kontakte sein. Diese Projekte erbringen Ansätze und Grundlagen, um die methodischen Handlungsansätze in der Pflege- und Betreuung von Menschen mit Demenz zu erweitern. Seien Sie neugierig!

Nachwort und Danksagung

Eines Tages erhielt ich eine Publikationsanfrage aus dem Ernst Reinhardt Verlag aus München.

In meiner bisherigen therapeutischen Tätigkeit in der Altenpflege und meiner derzeitigen Bildungsarbeit in Aus-, Weiter- und Fortbildungen zum Thema Demenz hatte ich schon ein paar Fachartikel geschrieben. Diese wertschätzende Anfrage trieb mich um. Irgendwie machte es mich neugierig, meine jahrelangen Erfahrungen in der Praxis, meine eigenen Weiterbildungen, meine Selbsterfahrungen durch eine persönliche Krise und meine Erfahrungen in den unterschiedlichen Bildungsangeboten zu verknüpfen und diese zu einem Werk in Form eines Fachbuches, zu meinem „Lebenswerk" zu gestalten. In meinen Unterrichtseinheiten, in denen ich viele theoretische Inhalte durch Fallbeispiele verdeutliche, kam mir schon öfter mal der Gedanke: „Eigentlich sollte ich über meinen Erfahrungen ein Buch schreiben." Und jetzt diese Anfrage; da konnte ich ja eigentlich nicht nein sagen …

Zahlreiche Gespräche mit meinem Ehemann, meinem Sohn und meiner Tochter ebneten mir diesen Weg. Ihre Zusage, mich durch die Übernahme von Aufgaben zu unterstützen, so dass ich mir Zeitfenster zum Schreiben einrichten könnte, war dabei mitentscheidend. Und ich höre immer noch den Satz meiner Kinder: „Du schaffst es. Wir sind stolz auf dich!"

Oswald Horn, der mich als Psychotherapeut und Psychologe bei meiner persönlichen Weiterentwicklung unterstützt und therapeutisch begleitet hat, bin ich sehr dankbar. „Wenn ich mich selbst in Liebe annehme, ist die Grundlage für meine Haltung auch gegenüber anderen Menschen geebnet. Das Be- und Abwerten und das ständige ‚Ändern wollen' grenzen mich ein. Es ist, wie es ist!" Das erkannt zu haben war die Grundsteinlegung, auch dem Projekt zuzustimmen.

Beim Schreiben war mir sehr wichtig, dass die Leserinnen und Leser einen „roten Faden" erkennen und verstehen, warum sie wie handeln können. Ich fand es selbst sehr spannend, diese einzelnen Kapitel zu einem rundum verständlichen „Gesamtwerk" zu gestalten.

Natürlich ist mein Buch kein Patentrezept, denn jeder Mensch hat andere Bedürfnisse, Vorlieben, Ressourcen und Probleme. Das ist eben das Spannende an der personzentrierten Beziehungsarbeit.

Diese persönliche „Weiterentwicklung“ wünsche ich mir auch für Sie als Leserinnen und Leser. Mein Ziel und Wunsch ist es, dass auch Sie sagen können: „Was mit Demenz noch alles geht!“

Ein Buch zu schreiben hat viele Facetten: Ein herzliches Dankeschön an alle lieben Menschen, die mich in dieser Phase motiviert, unterstützt, beraten und auch getröstet haben.

Eine wichtige Grundlage gaben mir die therapeutischen Erfahrungen mit Menschen mit Demenz und ihren „gelebten Geschichten“. Ebenso der Kontakt mit deren Angehörigen, die so manches Mal enttäuscht und ratlos in der Beziehung mit dem demenziell erkrankten Menschen waren. All diese Beobachtungen haben mich neugierig gemacht und zur Weiterbildung motiviert. Vielen Dank dafür!!!

Danke sage ich auch meinem Therapeuten Oswald Horn, der mich wachgerüttelt hat, so dass ich meinen Weg erkennen und finden konnte.

Meine liebe Familie, die mich tatkräftig in vielen Situationen unterstützt hat: Danke euch allen auf das Herzlichste!

Danke, liebe Heike von Wolff, für die kreative Unterstützung und dein offenes Ohr und konstruktives Feedback.

Danke an alle Freunde und Bekannten, die auf mich so manches Mal verzichten mussten und mich trotzdem immer wieder motiviert und bestärkt haben.

Danke auch an alle Hospitationsangebote in zahlreichen Pflegeeinrichtungen, die mir die Chance gaben, mich mit neuen Erkenntnissen zu diesem Thema weiterzuentwickeln.

Danke an alle Bildungseinrichtungen, die mir wichtige Projekte im Bereich der Ausbildung, Weiterbildung und Fortbildung ermöglichten.

Danke an alle Mitarbeiter, die in die Produktion dieses Buches eingebunden waren, für ihr offenes Ohr, für ihre Tipps und Wertschätzung.

Ein ganz besonderes Dankeschön möchte ich meiner Lektorin Ulrike Landersdorfer aussprechen. Sie hat an mich geglaubt, das habe ich gespürt! Es hat mir sehr viel Freude bereitet, gemeinsam mit ihrer Unterstützung mein erstes Buch zu schreiben.

Danke an alle, auch an die Leserinnen und Leser, die durch das Lesen ihre persönliche und berufliche Zukunft besser verstehen und ihre Kenntnisse erweitern können.

Ruth Wetzel

Literatur

ARAG (2009): Erhebung: Bereich, in dem Ehrenamt ausgeübt wird. https://de.statista.com/statistik/daten/studie/72784/umfrage/bereich-in-dem-ehrenamt-ausgeuebt-wird-2009/ (22.07.2021)

Baer, U. (2020): Das Wunder des Leibgedächtnisses. Demenz, Das Magazin 44/2020, 40–45

Baer, U., Schotte-Lange, G. (2013): Das Herz wird nicht dement. Rat für Pflegende und Angehörige. Beltz, Weinheim/Basel

Birkholz, C. (2017): Spiritual Care bei Demenz. Ernst Reinhardt, München

Böhm, E. (2012): Verwirrt nicht die Verwirrten. Neue Ansätze geriatrischer Krankenpflege. 15. Aufl. Psychiatrie, Köln

Brooker, D. (2008): Person-zentriert pflegen: das VIPS-Modell zur Pflege und Betreuung von Menschen mit einer Demenz. Huber, Bern

Brooker, D. (2012): Die Kunst der Pflege von Menschen mit Demenz: den Funken des Lebens leuchten lassen. Huber, Bern

Bruder, J. (1988): Filiale Reife, ein wichtiges Konzept für die familiäre Versorgung kranker, insbesondere dementer alter Menschen. In: Zeitschrift für Gerontopsychologie und -psychiatrie 1: 95–101

Bundesministerium für Gesundheit (2019): Ratgeber Demenz. Informationen für die häusliche Pflege von Menschen mit Demenz. www.bundesgesundheitsministerium.de/fileadmin/Dateien/5_Publikationen/Pflege/Broschueren/BMG_Ratgeber_Demenz_Oktober_2019_barr.pdf, 16.07.2021

Charlier, S. (Hrsg.) (2012): Fachpflege Gerontopsychiatrie. Urban & Fischer, München

Deutsche Alzheimer Gesellschaft e. V. (2022): Die Häufigkeit von Demenzerkrankungen. deutsche-alzheimer.de/fileadmin/Alz/pdf/factsheets/infoblatt1_haeufigkeit_demenzerkrankungen_dalzg.pdf, 12.07.2024

Deutsche Gesellschaft für Palliativmedizin e. V. (2007): Spirituelle Begleitung in der Palliativversorgung. www.dgpalliativmedizin.de/images/stories/pdf/fachkompetenz/070709%20Spirituelle%20Begl%20in%20Pm%20070510.pdf, (15.07.2021)

Ellis, M., Astell, A. (2019): Nonverbale Kommunikation mit demenzkranken Menschen. Hogrefe, Bern

Friese, A., Halbach, A. (2015): Das Pflanzenbuch. Vincentz Network, Hannover

Friese, A. (2017): Aktivitäten der sozialen Betreuung dokumentieren. Vincentz Network, Hannover

Ganß, M., Wißmann, P. (2015): Feiern verlangt Authentizität. Interview. Das Magazin demenz 25/2015, 52–54

Hammer, E. (2008): Männer altern anders. 3. Aufl. Herder, Freiburg im Breisgau

Harms, H., Dreischulte, G. (2007): Musik erleben und gestalten mit alten Menschen. 3. Aufl. Elsevier, Urban & Fischer, München/Jena

Hellmann, S. (2015): Soziale Betreuung und Alltagsgestaltung. 2. aktualisierte Aufl. Schlütersche, Hannover

Kitwood, T. (2016): Demenz: der person-zentrierte Ansatz im Umgang mit verwirrten Menschen. 7., überarb. u. erg. Aufl. Hogrefe, Bern

Kreuer, U. (2022): Das Gartenjahr für Menschen mit Demenz. Ernst Reinhardt, München

Lindner, E. (2007): Feste feiern in der Altenpflege. Anleitung und Arbeitsmaterialien für die Praxis. Elsevier, Urban & Fischer, München / Jena

Mallek, N. (2018): Das große Beschäftigungs- und Ideenbuch für Männer mit Demenz. SingLiesel, Karlsruhe

Medizinischer Dienst des Spitzenverbandes Bund der Krankenkassen e. V. (MDS) (Hrsg.) (2021): Richtlinien des GKV-Spitzenverbandes zur Feststellung der Pflegebedürftigkeit nach dem XI. Buch des Sozialgesetzbuches. 3. aktual. Aufl. Mai 2021. www.mdk.de/fileadmin/MDK-zentraler-Ordner/Downloads/01_Pflegebegutachtung/21_05_17_BRi_Pflegebeduerftigkeit.pdf (23.06.2021)

MDS Medizinischer Dienst des Spitzenverbandes Bund der Krankenkassen(2019): Grundstellungnahme: Menschen mit Demenz – Begleitung, Pflege und Therapie. www.mds-ev.de/fileadmin/dokumente/Publikationen/SPV/Grundsatzstellungnahmen/_19-12-04_MDS_GS_Menschen_mit_Demenz_12-2019_BF.pdf (16.07.2021)

Maslow, A. (2010): Motivation und Persönlichkeit. Rowohlt, Reinbek

Otterstedt, C. (2013): Demenz – Ein neuer Weg der Aktivierung: Tiergestützte Intervention. Vincentz Network, Hannover

Paillon, M. (2010): Kultursensible Altenpflege. Ernst Reinhardt, München

Petzold, H. G. (1984): Vorüberlegungen und Konzepte zu einer integrativen Persönlichkeitstheorie. Integr Ther 10: 73 – 115

Pontes, U. (2014): Die Sprache geht – die Musik bleibt. https://www.dasgehirn.info/krankheiten/morbus-alzheimer/die-sprache-geht-die-musik-bleibt (25.06.2021)

Putz, M. (2013): Lebensraum Natur. Gartentherapie für SeniorInnen in Wohn- und Pflegeeinrichtungen. www.haup.ac.at/wp-content/uploads/2019/11/Lebensraum-Natur-Gartentherapie-fu%CC%88r-SeniorInnen-in-Wohn-und-Pflegeeinrichtungen-1.pdf (15.06.2021)

Rutenkröger, A. (2015): Wenn schlichte Bratkartoffeln zum Fest werden. Interview. Das Magazin demenz 25 / 2015, 20 f

Schmidt-Hackenberg, U. (1996): Wahrnehmen und Motivieren. Vincentz, Hannover

Schneberger, M., Jahn, S., Marino, E. (2010): „Mutti lässt grüßen“ – Biografiearbeit und Schlüsselwörter in der Pflege von Menschen mit Demenz. 2. aktualisierte Aufl. Schlütersche, Hannover

Schützendorf, E., Kleinstück, S. (2015): Feiern verlangt Authentizität. Demenz, Das Magazin 25 / 2015, 52 – 54

Staack, S. (2004): Milieutherapie – ein Konzept zur Betreuung demenziell Erkrankter. Vincentz Network, Hannover

Stangl, W. (2021): Stichwort: Ritual. Online Lexikon für Psychologie und Pädagogik. https://lexikon.stangl.eu/18053/ritual (19.07.2021)

Strätling, U., Ottkowski, P. (2016): Die schönsten Märchen der Gebrüder Grimm, nacherzählt für Menschen mit Demenz. Brunnen, Gießen

Tönnis, I. (2013): Abschied zu Lebzeiten – Wie Angehörige mit Demenzkranken leben. 5. Aufl. Balance, Köln

Wojnar, J. (2014): Die Welt der Demenzkranken. Vincentz Network, Hannover

Wojnar, J. Perrar, K.M. (2014): Ernährung in der häuslichen Pflege von Menschen mit Demenz. 9. Aufl. Deutsche Alzheimer Gesellschaft e. V., Berlin

Zoutewelle-Morris, S. (2013) Wenn es Schokolade regnet. Hans Huber, Bern

Sachregister

Leseprobe

Leseprobe aus

Elvén / Agger / Ljungmann:
Herausforderndes Verhalten bei Demenz

Schwierige Pflegesituationen bewältigen

Einführung

Vorhersagen zu treffen ist schwierig, doch eins können wir mit Gewissheit sagen: Weltweit rechnen Behörden damit, dass die Anzahl der über 80-Jährigen zwischen 2020 und 2030 um 45 Prozent steigen wird. Da das Risiko, an einer Form von Demenz zu erkranken, mit fortschreitendem Lebensalter zunimmt, besteht Grund zu der Annahme, dass in naher Zukunft immer mehr Menschen von Demenz betroffen sein werden.

Gleichzeitig hat die Anzahl der Plätze in der vollstationären Altenpflege in den meisten westlichen Ländern signifikant abgenommen, eine Entwicklung, die zu dramatischen Veränderungen in der Betreuung und Pflege älterer Menschen führt. Die Bewohner stationärer Pflegeeinrichtungen weisen heutzutage erhebliche physische und/oder geistige Beeinträchtigungen auf, sodass sie trotz weitreichender Möglichkeiten an häuslicher Pflege wie ambulante Pflegedienste und andere Hilfeangebote ihren Alltag nicht mehr allein bewältigen können. Anders als in der Vergangenheit brauchen Bewohner in Altenpflegeheimen also wesentlich mehr Unterstützung sowohl im physischen als auch im kognitiven Bereich. Dabei hat die Komplexität ihrer Probleme deutlich zugenommen, seit man davon ausgeht, dass ältere Menschen unabhängig von ihrem Gesundheitszustand in einer Pflegeeinrichtung unterkommen. So hat eine Untersuchung im Verwaltungsbezirk Kopenhagen ergeben, dass zwischen 60 und 80 Prozent der Menschen, die in einem normalen Pflegeheim leben, an Demenz leiden oder demenzähnliche Symptome zeigen. Das bedeutet, dass all jene, die mit der Pflege älterer Leute betraut sind, mit herausfordernden Verhaltensweisen zurechtkommen müssen, wie sie als Folge einer demenziellen Veränderung auftreten können. Es ist einfach Teil ihres Jobs, allerdings ein Teil, der besondere Fertigkeiten erfordert.

Auch in der Haltung den hilfsbedürftigen Menschen gegenüber hat sich ein Wandel vollzogen. Das Recht auf Selbstbestimmung und Würde ist heute eine der wesentlichen Prämissen von Pflege und Betreuung, die sich jedoch nicht ohne besonderes Wissen und besondere Fähigkeiten umsetzen lässt. So wie wir uns in Bereichen wie Hygiene und Wundversorgung spezielle Kenntnisse aneignen, sollten wir auch sicherstellen, dass die Pfleger, die sich um ältere Menschen kümmern, so ausgebildet sind, dass sie die Verhaltensweisen verstehen, die möglicherweise bei einer demenziellen Erkrankung auftreten, und mit ihnen umgehen können.

Bei unseren Gesprächen mit Mitarbeitern von Altenpflegeheimen erfuhren wir von herausfordernden Verhaltensweisen wie Schreien, Spucken, Umsichschlagen, Beschimpfungen und die Weigerung demenziell veränderter Menschen, sich bei der Körperpflege helfen zu lassen. Oft sehen sich die Mitarbeiter dann gezwungen, den Patienten zurechtzuweisen, ihn in sein Zimmer zu schicken, ihn ruhigzustellen oder physische Maßnahmen zu ergreifen und ihn in seinem Rollstuhl aus dem Raum zu schieben oder ihn mit Gewalt vom Ort des Geschehens zu entfernen. In solchen Situationen überkommt sie zwangsläufig ein Gefühl von Ohnmacht und Hilflosigkeit. Allerdings haben wir auch beobachtet, dass sich viele ältere Menschen, darunter solche mit demenziellen Veränderungen, in schwierigen Situationen wie diesen ebenfalls ohnmächtig und hilflos zu fühlen scheinen. Sie bringen zum Ausdruck, dass sie nicht von anderen gegängelt und dem unterworfen werden wollen, was in der patientzentrierten Pflege als maligne oder bösartige Pflege bezeichnet wird. Auf diesen Punkt werden wir später zurückkommen.

Wenn diejenigen, die mit der Pflege älterer und demenziell veränderter Menschen betraut sind, ihre Haltung und ihr Verständnis dieses Problems nicht ändern, wird ihre Tätigkeit immer anstrengender und immer teurer werden. Aus diesem Grund ist ein solches Buch nötig.

Da wir bei unserer Arbeit sowohl bei den Pflegenden als auch bei vielen älteren Menschen mit so viel Ohnmacht konfrontiert wurden, richten wir bei Fortbildungen für Angehörige der Pflegeberufe unser Augenmerk vor allem auf dieses Gefühl, weil es unserer Meinung nach verheerende Folgen hat. Dabei spielt es keine Rolle, ob es Pflegekräfte, Heimbewohner oder alte Menschen betrifft, die mit Unterstützung in ihrem häuslichen Umfeld leben.

Warum sich Ohnmacht auf so drastische Weise auf ältere Menschen auswirkt, lässt sich leicht nachvollziehen. Sie sind nicht in der Lage, ihre Situation zu beeinflussen, sie haben das Gefühl, dem Personal oder der Krankheit ausgeliefert zu sein und vom Strom des Alltags mitgerissen zu werden. Je mehr ihre Fähigkeiten nachlassen, desto stärker wird das Ohnmachtsgefühl. Aus Menschen, die problemlos ihren Alltag bewältigt, vielleicht Kinder großgezogen und wie alle anderen ihren Beitrag zur Gemeinschaft geleistet haben, sind Menschen geworden, die auf die Hilfe anderer angewiesen sind. Möglicherweise ist ihnen auch bewusst, dass ihre Abhängigkeit in Zukunft noch größer werden wird.

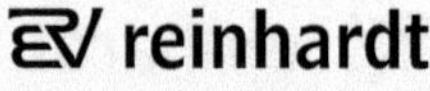

www.reinhardt-verlag.de

Leseprobe

Auf die Pflegenden wirkt sich das Gefühl der Ohnmacht jedoch ebenso verheerend aus. Hilflose Mitarbeiter werden häufig streitlustig und fordernd oder zynisch und resigniert, was dazu führen kann, dass sie genau den Menschen aus dem Weg gehen, für die sie sorgen sollen, und lieber im Büro oder im Pausenraum sitzen, statt den Kontakt zu den Bewohnern zu suchen.

Am schlimmsten macht sich die Ohnmacht, die Pflegende wie Bewohner gleichermaßen spüren, wahrscheinlich im System selbst bemerkbar. Sie wird nicht als gemeinsames Problem wahrgenommen, sondern treibt im Gegenteil einen Keil zwischen die älteren Menschen und die Pflegekräfte. Auf diese Weise kann eine Atmosphäre gegenseitigen Misstrauens zwischen den beiden Gruppen entstehen, die sich in harten Worten und manchmal in Handgreiflichkeiten äußert. (...)

Leseprobe (S. 6–8) aus:
Bo Hejlskov Elvén /
Charlotte Agger / Iben Ljungmann
Herausforderndes
Verhalten bei Demenz
Bedürfnisse erkennen und
gelassen darauf eingehen
Aus dem Englischen übersetzt von Rita Kloosterziel.
(Reinhardts Gerontologische Reihe, 58)
2020. 133 Seiten.
(978-3-497-02937-2) kt

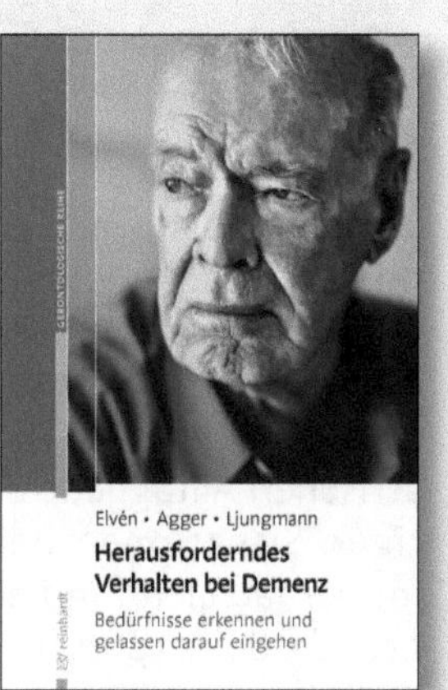

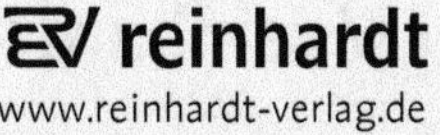

www.reinhardt-verlag.de